U0153089

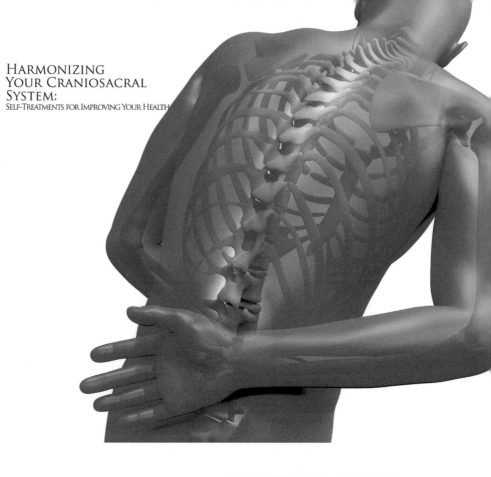

HARMONIZING
YOUR CRANIOSACRAL
SYSTEM:
SELF-TREATMENTS FOR IMPROVING YOUR HEALTH

頭薦骨療法

頭薦骨放鬆了，
身體就回到健康的初始設定

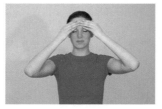
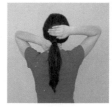
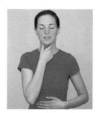

丹尼爾‧阿古斯托尼 *Daniel Agustoni* 著　張佳棻 譯

本書獻給生命、愛與歡笑

好評推薦

「對於人的整體健康，頭薦骨療法已經被證實爲一種強力的療癒以及放鬆形式。丹尼爾·阿古斯托尼爲這個領域提供了重要的補充內容，他的書引導我們進入一趟自我探索和療癒的旅程。書中的放鬆技巧，邀請我們進入充滿接受性和覺知的狀態，爲頭薦骨療法增色不少。對於一般人來說，這本書是相當富於激勵性的頭薦骨療法入門；對學習頭薦骨療法的學生來說，也是相當實用的補充。」

—— 安東尼·P·阿諾博士（Anthony P. Arnold, PhD）
《韻律和觸碰：頭薦骨療法基礎》（*Rhythm and Touch: The Fundamentals of Craniosacral Therapy*）作者

「身爲頭薦骨執行師和老師，丹尼爾·阿古斯托尼根據他的經驗，爲我們提供了各式各樣的自我療癒提案，並且仔細地編排了執行的順序。這本書讓我們重新發現一個事實，那就是：身體可以自我療癒。」

—— 威廉·馬丁·艾倫（William Martin Allen）
牙醫師、博士、頭薦骨執行師

目錄

【推薦序1】
一本可立即派上用場的書

　　我第一次讀到丹尼爾・阿古斯托尼的這本書，是好幾年前碰巧在書店翻到的。那時候我正在瀏覽一些健康書籍，這本書的標題突然抓住了我的眼光。或許是因為我和頭薦骨療法的不解之緣——我是一個教授頭薦骨療法的老師，同時也是這項療法的執行師。當我開始閱讀，我發現這本書沒有它看起來那麼簡單。這本書把我丟回到許多年前，那時，我的身體正在經歷一段非常艱難而又劇烈的時期，疼痛和不適是每天的家常便飯。我已經進行了很長一段時間的侵入性治療，那時候我開始意識到，我必須找到一個適合自己的支持療法，只有這樣，我才能撐下去。我直覺地開始把手放在身上不同的部位，並且發現把手放在某些地方，比放在其他部位還要來得舒服。這些自我療癒成了我最具支持性的資源，以及最後復原的重要因素。

　　幾年之後，我開始學習頭薦骨療法，整件事情的意義開始變得清楚。就我當時的病況而言，某些手位比另外一些手位更有幫助是有原因的。不知怎地，我身體內在的智慧帶領著我到了正確的地方。在這本書裡，我搜尋著作者的敘述，並且發現了那些在我身上運作良好的相同手位。除此之外，這本書還有更多其他智慧。阿古斯托尼的書征服了我，讓我欲罷不能地一頁接著一頁，吸收其中的養分。同時，我也覺得萬分感激，有人願意花時間將這個簡單又有效的自我療癒寫下來並且出版。

　　這本書沒有辦法一次讀完，而是要慢慢地吸收，在每天有需要的時候拿來使用。此書是為了那些希望趨近自身的幸福感、內在平衡以及和諧的人而寫。我希望頭薦骨自我療癒能為你帶來健康，就像它曾經為我帶來健康一樣。直到今天，它依然持續地在我身上產生效用。

欽騰・費特（Chintan Veet）

頭薦骨共振創始人

【推薦序2】
包羅萬象又淺顯易懂的頭薦骨療法入門書

　　頭薦骨療法的起源，非常值得一提。此療法來自威廉・嘉納・蘇澤蘭醫師（Dr. William Garner Sutherland，1873-1954）直覺式的感知：他發現頭蓋骨會移動，而不是固定、靜止的。基於這個體悟，蘇澤蘭醫師展開了終其一生的探索和研究，並且為頭薦骨療法開闢了數條充滿價值的蹊徑。

　　一開始，頭薦骨療法採取比較機械性的療癒模式，療癒師會同時在骨頭以及薄膜（membranes）上工作。隨著時間過去，調理的重點從改善組織動作的侷限，慢慢發展成一種更為流動、間接的療癒方式，療癒師所做的，僅僅只是跟隨個案身體裡安適感的流動與方向，然而，這種做法卻更能夠支持自體調節（self-regulation），以及人體天生的自癒力。

　　在今天，頭薦骨療法的焦點已經從診治疾病，轉移到接觸個案內在的健康藍圖，亦即所有療癒方法中內在的智慧和源頭。身為頭薦骨執行師和老師，丹尼爾・阿古斯托尼根據他的經驗，為我們提供了各式各樣的自我療癒提案，並且仔細地編排了執行的順序。

　　下面這幾點，是我認為這本書特別有價值的原因：

● 頭薦骨療法的原則，說起來十分複雜，但是作者卻將它編排並描述得相當簡單扼要，執行起來充滿了樂趣。

● 透過一系列頭薦骨自我療癒的方案，這本書教我們為自己的幸福
　負責，並以此促進健康。

● 這本書包羅萬象，同時又淺顯易懂，滿足了普羅大眾的需要與興
　趣。

　這本書在德國歷經幾次再版，現在終於以英文和中文通行全世界
了。

威廉‧馬丁‧艾倫博士

【譯者序】
感受自己體內隱隱的生命之流

「不可或缺的不是劇場，而是某種很不一樣的東西——跨越你我之間的邊界：走向前來與你相遇，讓我們不至於迷失在人群之中，不至於失落在種種言談、宣示、漂亮而精微的思想之中。做爲開始——如果我們一起工作——讓我撫觸你，感覺你的撫觸，讓我注視你，同時完整地接受你的注視，沒有恐懼，沒有羞慚。我不躲藏，我就是我。讓我們至少這麼做個幾分鐘、十分鐘、二十分鐘或一個鐘頭。讓我們找到那個地方，在那裡，你我將融爲一體……」

——耶日‧葛羅托斯基（Jerzy Grotowski）

學習頭薦骨療法是我學術生涯中的一個岔題，但同時又像是一種回歸——最早對身體工作感興趣是在大學時代，那時候夢想成爲一個演員，站在舞台上讓我看見了自己的身體，並且在「自我」與「角色性格」之間的空隙，隱約地品嘗到了觀照的滋味。後來走上學術研究路線，成了一個使用大腦多過使用身體的人類，即便在學術研究當中，最令我感興趣的還是演員的身體工作。

這種大腦超越身體的失衡，在幾年前孕育孩子的時候，得到了驚人的反轉。生物本能大舉反攻，因爲肚子裡有個小小的生命，身體充滿了各種無以名狀的感受。孩子出生之後，頭腦的功能變得極爲低

落，書讀不下，論文寫不出，但是夜裡孩子一有動靜，全身的細胞便會跟著警醒過來，平日最常做的成了傻分分地跟著孩子哭、跟著孩子笑。

一日在瑜伽練習過後，依樣畫葫蘆地學著老師結起智慧手印靜坐，突然大拇指與食指之間彷彿有電流竄過。秉持著實驗精神，我把手印解開，電沒了；再結起來，又是一陣電流似的感受。自此，瑜伽與靜坐成了我個人每日的身體工作。有一天百無聊賴，在網路上看到由欽騰所主持的頭薦骨工作坊的訊息，心中興起了莫名的嚮往，得空便去參加了一個由其學生進行的迷你個案。

對於頭薦骨個案怎麼進行，我完全沒有概念。我躺上按摩床，執行師只是輕輕地把手放在我的身上。過了一陣子，她把手拿開，再放到另一個位置。我心裡還充滿疑惑的時候，她的手來到了我的薦骨，也就是臀部下方。突然間，我感覺下腹部有某個東西打開了——那不是一種肉體的感覺，但同時又非常具體，有個橢圓形、白色的空間往身體兩側打開了……

回到家裡，對於這一類「身心靈療癒」抱持著高度懷疑的先生，堅持要我在他身上試試看。他逕自躺上了床，好吧，我搬了張凳子坐在他旁邊，還在想要把手擺在哪裡的時候，他問道：「開始了嗎？」我說沒有，我不知道怎麼做。「那為什麼我的肚子有奇怪的感覺？」一看，他肚皮上有個點一跳一跳的，像是肚子裡頭有個東西要鑽出來一樣。

有點像是通過了家庭考驗，我開始了頭薦骨的旅程。欽騰是一個溫柔的長者，他所傳授的頭薦骨共振療法屬於生物動能學派，執行師

「為無為」，透過雙手與個案建立連結，但不主動干預對方的系統，只是感受個案身上的頭薦骨韻律，並且依其引導移動雙手；保持中立，同時保持自我觀照。執行師是一個具備靜心品質的陪伴者和支持者，如果療癒發生了，那是由於個案自己的意願使然。就像是有個同伴陪著一起爬山，突然路就不是那麼難走了。

頭薦骨做為一種「另類療法」，不像西醫「頭痛醫頭、腳痛醫腳」，或是保證「手到病除」，而是在「整體性」上工作——比如說，執行師觸碰了腳，個案卻感覺到頭部的舊傷有所反應。我親眼見證上課的夥伴經由此一療法釋放了遺忘許久的童年創傷，也曾經只是把手輕輕地放在個案的骶骨上，骶骨卻往上朝著我的手彈了起來，像是自己在進行調整一樣。關於「療效」或是感受，由於牽涉的因素太多（執行師的靜心品質、個案的接受性、彼此的動力關係等等），暫且不表。對我來說，頭薦骨療法最大的好處在於放鬆，只是躺在按摩床上，突然就掉進另一個廣袤的時空，越來越深，越來越安靜，像是睡著了，卻仍然醒著。先生失眠的時候，我只要把手放上他的枕骨，常常一下子就能讓他進入夢鄉。

頭薦骨這個身體工作給我最大的啟發之一，就是每個人都有能力去感受自己身體裡頭那股隱隱的生命之流。祕訣就在於：像個初生嬰孩一樣重新去感受你的觸覺，享受觸碰，以及被觸碰的喜悅。而第一步，就從滿懷愛意與耐心地觸碰自己的身體開始吧！

【作者序】

透過自學與練習，享受放鬆的美好時光

　　這本書所有的概念、精挑細選的自我療癒方案，以及三種可能的練習組合，都是根據我長期以來擔任療癒師與課程指導老師的經驗而來。我對各種放鬆技巧的興趣，可以追溯到二十五年前；而對於怎麼使用這些技巧來幫助自己，我感到特別有興趣。1992年，在我的按摩課堂上，我開始以覺察與放鬆的練習作為一種模式，帶領各式各樣的自我療癒課程。其中一些自助練習來自於我參加過的許多訓練，我也逕自將它們做了一些調整。我要謝謝約翰・E・優普哲（John E. Upledger，1932–2012），他示範了引發「靜止點」（still point）、以及在自己身上施行「V字能量放射技巧」（V-spread）的方法。一位與我有多年交情的老師威廉・A・艾倫（William A. Allen），也鼓勵我在頭薦骨這個領域做更進一步的研究。本書中許多的技巧和放鬆練習，都是我在過去十年來所發展、測試並使之臻於完善的。

　　我也會帶領一些特定的放鬆技巧，以及頭薦骨療法的介紹課程。在團體中進行這些練習，能讓效果增色不少。有參加過我的「頭薦骨流動」這一訓練的學生，對於這本書中的自我療癒練習應該都不陌生。他們之中有許多人都會在自己身上先試試看，以便將來執業時，可以把這些技巧運用在個案身上。

　　如果你──我的讀者，已經參加過頭薦骨的訓練課程，或者你已經是療癒師了，那麼這本書除了會給你一些建議，也能為你與個案的

療癒過程提供支持。

　　這些自我療癒的練習，強化了我對身體的覺知，也讓我能夠更容易地釋放累積了一整天的緊張，在短時間內就能達到深度的放鬆。此外，作為一個資深的頭薦骨療癒師，有時候，我也會讓另一位同事為我施行「頭薦骨流動」。這本書裡其中有一些練習，我每天都會做，通常是在起床之前、休息的時候或是睡覺前。我已經習慣做這些練習，它們是我日常生活的一部分。根據不同的情況、環境或是身體的感覺，我會在當下依照直覺，選擇適合的療癒技巧。當一個人可以完全放鬆的時候──在浴缸、溫泉浴場或是做蒸氣浴，進行這些自我療癒也是很棒的。

　　我在書中給予的一些指示或是順序，就像引導式的靜心冥想一樣。當你放鬆地支持你的頭薦骨系統，就會改善自體調節系統（self-regulatory system），進而強化身體的自癒機制，造成有如青春之泉一般的功效。

　　我邀請你透過書中提到的這些練習，讓你的身體與其內部的韻律和智慧合作。不要強迫自己，只要輕輕地觸碰自己，給自己足夠的空間和時間來進行練習，然後享受自然而然產生的放鬆感受。

　　如果你對於某些練習感到不舒服或是不確定，就把它們擱在一邊。同時，我也建議你偶爾接受頭薦骨療癒師的調理，經驗老到的老師能夠為你帶來新的體驗，或是強化這個過程。

　　有讀者在看過我的第一本著作《頭薦骨韻律：一種溫柔的身體療癒》（*Craniosacral Rhythm: A Practical Guide to a Gentle Form of Bodywork Therapy*）（Churchill Livingstone/Elsevier出版社，2008；德

國原版：Kösel Verlag 出版社，2000/2006；日文版：Sunchoh Shuppan 出版社，2011）之後，告訴我，這本書中有幾個自我療癒方案以及引導式的靜心冥想（用來增加體液的流動），為他們帶來了非常愉悅的效果。

之前為了因應講座與頭薦骨課程參與者的請求，這本書中許多自我療癒的技巧，早在2004年就出版過。最初的德文版，現在已經印刷到第五個版次，也已經被翻譯成荷蘭文、匈牙利文、葡萄牙文以及英文。我的讀者們（還有同名CD的聽眾們）告訴我，因為這些技巧，使他們獲得了自發性的療癒，或是終於能夠好好地睡上一覺。我要謝謝你們給我這些回饋。

在瑞士，自我幫助（self-help）以及對於「健康起源」（salutogenesis，或譯為：健康導向學說、健康本源學）的了解，是政府認可的替代／另類醫學之一環，因此有許多健康保險公司會給付頭薦骨療法，以及其他一些經過驗證的新療法。

現在，北美洲廣大的讀者群也能看到這本書了，我感到非常高興。這麼一來，自助式的頭薦骨療法便能在美國，也就是此療法的發源地，成為一個有力的要素。

我希望這些練習可以帶給你們滿滿的喜悅和寧靜，還有最重要的，希望它能為你們帶來幸福和美好的放鬆時光。

丹尼爾·阿古斯托尼

瑞士，巴賽爾

頭薦骨療法的基本理論

在壓力與放鬆之間，取得平衡

在不健康的壓力和自然的放鬆之間，得到平衡

緊張和放鬆是自然的原則，就好像白天和黑夜，內在和外在。在這個時代，我們的感官被太多的刺激淹沒，不管它們是來自收音機、電視、電腦、手機、電話、還是網路。

除此之外，我們也在工作上或是私生活當中，感受到越來越多的壓力。我們把許多的注意力集中在「外在」世界，結果就是，越來越少人能夠自然而然地放鬆，讓身體、頭腦與心靈得到必要的休息。許多人的自律神經系統有著高度的壓力指數，這使得交感神經系統變得過度活躍。如果我們長時間忽視緊張和放鬆（或是「內在」和「外在」）這兩極之間的擺動，我們的健康或是生活品質，早晚會出問題。持續性的壓力會造成一些常見的後果，像是背痛、慢性的睡眠障礙或是心臟病。

同樣具災難性且遺憾的是，許多人，尤其是以照護為業的工作者，無法在內在放鬆的召喚以及經常性的過勞之間取得平衡，導致最後大病一場，整個人像是被燃燒殆盡了一般。

第一階段：
幫助我們慢下來，並且更加地歸於中心。

第二階段：

放鬆身體，增加我們對於身體的覺知。

第三階段：

促進深度放鬆。這些練習可以鬆弛頭薦骨系統，尤其是鬆弛中樞神經系統的皮質（mantle），並且促進腦脊髓液（cerebrospinal fluid）的流動。

自我療癒是一帖健康良藥

既然我們所面對的來自各方的要求，很有可能只會增加而不會減少，那麼我們的首要任務，當然是要尋找一個新的、更有意識的方式，來和自己以及壓力共處。

過去這些年來，我見證了頭薦骨練習讓形形色色的人，在幾分鐘之內就能夠放鬆下來，這樣的自我療癒是一劑健康的解藥。

頭薦骨練習具有以下功效：

- 增加身體的覺知，讓我們對身體有更深刻的感受，並且促進我們對於內在和外在的覺察。
- 透過溫柔的觸碰，而非粗魯的操弄，達到放鬆的效果。
- 強化所有的感官，尤其是觸覺。
- 促進自體調節、免疫、恢復青春活力的機制。

● 促進成長發育，尤其是針對孩童和青少年。
● 支持內在的寧靜。

　　放鬆練習、自我按摩、覺察以及觸診練習，對於學童、青少年和成人而言都很合適。這些練習也能夠運用在引導團體之中，諸如學校課堂、運動體操團隊，以及放鬆訓練課程。

適合頭薦骨練習的對象包括：

● 對於促進放鬆和身體覺知有興趣的一般人。
● 已經體驗過頭薦骨療法的人，且身體沒有特殊的病痛。
● 對於按摩和身體療癒有概念的人。
● 受訓成爲頭薦骨療癒師的人。
● 想要將這些練習提供、介紹給個案的頭薦骨療癒師。
● 物理治療師、其他的身體工作者、另類療法執行師、助產士，以及其他專業人士。

　　請你帶著一種毫無偏見的開放性、孩童般的驚奇眼光，以及許多的溫柔耐性，來進行這些練習。沒有什麼目標需要去達成——只要單純地等待，允許放鬆發生。

　　看看哪個練習以及它的形式，讓你覺得舒服自在，然後讓這種舒服、放鬆的感覺慢慢加深。爲你自己的健康負責任，這些練習都會爲你提供支持。

　　要達到放鬆狀態，的確需要一些努力；但可以肯定的是，我們沒辦法強迫它發生。因為放鬆是自然的法則，也是緊張的解毒劑，我們的身體、心智、靈魂正等著我們放下一切，然後深深地沉入放鬆的狀態之中。最終，放鬆狀態會自行發生。透過靜心冥想式的觀察、不帶批判的覺知、不干涉，以及接受和臣服，這樣的放鬆會變得越來越深刻。

什麼是頭薦骨系統？

　　這本書的重點在於把意念（注意力）帶到身體，以及強化身體覺察的練習。此外，還有一些讓我們可以自行療癒頭薦骨系統的簡單方法。我無意在這本書中詳細地介紹頭薦骨系統和頭薦骨療法，如果你對此有興趣，可以看我寫的另外一本書《頭薦骨韻律：一種溫柔的身體療癒》，或是參考其他專門的文獻，書末的「附錄3」也有一些推薦書目。

　　如果你想知道頭薦骨執行師可以療癒哪些症狀，還有療癒是怎麼進行的，請參閱「附錄1」。

　　為了幫助你將這些練習更完整的予以視覺化，你可以在本書的第三階段（請見個別練習，第167、168頁），找到關於頭薦骨系統，尤其是頭骨，詳細的圖示及照片。

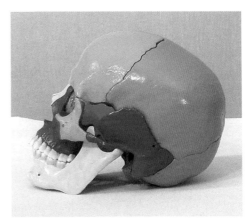

頭蓋骨（顱骨）

頭薦骨系統包含有：

- 表層：頭蓋骨（顱骨）、脊椎及薦骨，所以叫做「頭薦骨」。
- 裡層：腦脊膜及脊椎神經，它們覆蓋了中樞神經系統。
- 腦脊髓液。

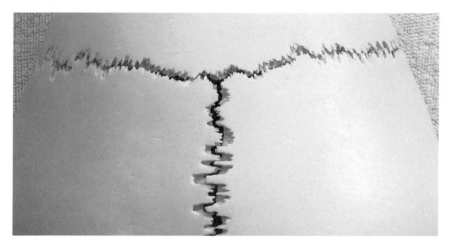

顱縫（cranial sutures）：冠狀縫（coronal suture）、矢狀縫（sagittal suture）與囟穴（前囟，bregma）

　　顱縫就像關節一樣，把每一塊頭骨連接在一起。當我們直接或間接地放鬆頭薦骨系統，顱縫就會變得更有彈性、更鬆弛。與此同時，頭骨會將這種溫柔的鬆弛感傳導至大腦與脊椎神經的薄膜，以及進一步與它們相連接的組織。這麼一來，腦脊膜和脊椎神經額外的緊張便可獲得釋放，同時也能促進腦脊髓液的流動。這對整個頭薦骨系統以及頭薦骨韻律（craniosacral rhythm）都有好處，因此也會對自體調節和自癒力有所幫助。

放鬆的兩個例子：

● 放鬆頂骨（parietal bones），可以溫和地釋放頂骨下方大面積的腦脊膜，尤其是大腦鐮（falx cerebri）的緊繃。大腦鐮是一個內翻的組織，位於左右半腦之間，由硬膜所組成，是大腦顱內薄膜

系統垂直面的主要構造。

● 療癒顳骨（temporal bone），特別是透過「拉耳朵」這個技巧，可以讓小腦天幕（tentorium cerebelli）放鬆。小腦天幕是大腦顱內薄膜系統水平面的主要構造。

這些放鬆具有以下效果：

● 促進專注力和學習能力。

● 促進大腦的血液循環。

● 減少顱內以及頸椎的壓力。

● 支持內分泌系統以及其他的身體功能（見第29至30頁）。

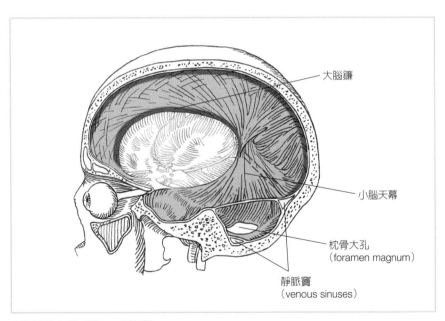

大腦鐮與小腦天幕 —— 側面觀

枕骨與薦骨之間的硬脊膜

顱腦脊膜從顱底的枕骨大孔延伸出去，變成脊髓膜〔硬腦脊膜（dura mater spinalis），分別是：硬腦脊膜（dura mater）、蛛網膜（arachnoidea），以及軟腦脊膜（pia mater）〕，直到尾骨（os coccygis）。這整個區域叫做硬脊膜（spinal dura mater），或叫做脊髓硬膜管（dural tube）。頭薦骨韻律傳導的其中一條路徑就是透過硬脊膜，從枕骨（occipital bone）一路往下直到薦骨。療癒師可以在這條路徑上觸診這個韻律，也就是去感覺這個韻律，從而知道該組織是不是在動能上有任何阻滯（見第27頁右圖）。

硬脊膜和以下幾個部位連接（見第27頁左圖）：

- 枕骨大孔。
- 第二、第三節頸椎神經的內部（C2/3）。
- 薦骨上半部（S2）。

腦脊髓液

腦脊髓液由動脈的血液所產生，在腦室壁的脈絡叢（network of the plexus choroideus）裡被製造出來。要運輸、儲存能量和資訊，液體是不可或缺的。整骨療法的創立者安德魯・泰勒・史提爾（Andrew T. Still，1828-1917）曾說：「腦脊髓液是我們在人類身體裡所能知道最終極的元素。」他還說，「腦脊髓液就像是液體的光。」

在間腦（interbrain）或第三腦室（third ventricle）的區域，腦脊

理論篇

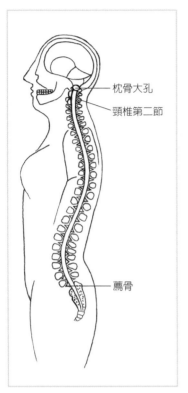

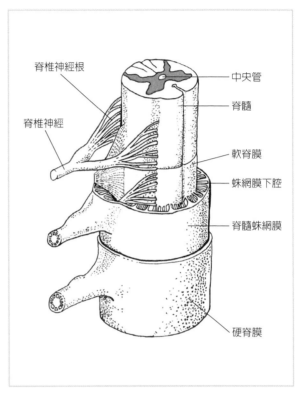

硬脊膜、顱內薄膜及其連接點 　　　硬脊膜、脊髓蛛網膜、脊髓神經出口、脊髓

髓液可能同時受到外側丘腦和內側丘腦的刺激，而丘腦（thalamus）
主要功能在於調節腦部的頻率和活動。舉例來說，最新的研究顯示，
腦脊髓液會從腦下垂體（pituitary gland / hypophysis）以及松果腺
（pineal gland / epiphysis）攜帶荷爾蒙資訊，並且將資訊發送到整個中
樞神經系統。關於這一點，我們也可以說，我們存在所有層面（包括
身體、心智、靈魂）的資訊，都會影響神經的互動。

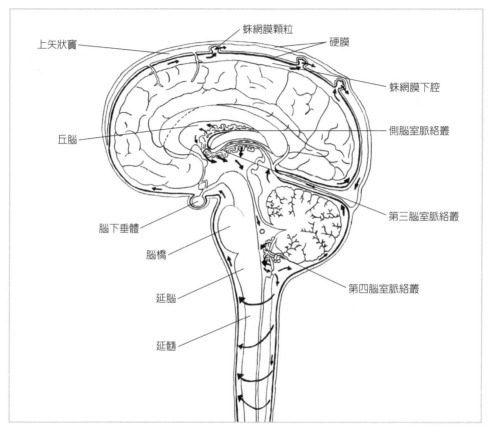

蛛網膜顆粒

硬膜

上矢狀竇

蛛網膜下腔

丘腦

側腦室脈絡叢

第三腦室脈絡叢

腦下垂體

腦橋

延腦

第四腦室脈絡叢

延髓

腦脊髓液的分泌、散布、配置，以及再吸收

腦脊髓液的重要功能包括：

● **保護**：腦脊髓液能保護我們的腦部和延髓。它有具體的重量，大
約和腦部一樣，重約1350公克。但是由於腦脊髓液的浮力、腦
脊膜的包覆，以及顱內壓力，大腦的重量測量起來只有50公克。

● **滋養**：腦脊髓液的成分豐富，包含了葡萄糖、多種蛋白質，還有

可溶於鹽的物質，像是鈉、鈣、鎂、鉀，因此它能協調各種腦部功能。經過分析，腦脊髓液裡頭還有腦內啡和神經傳導物質。

● **清潔和淨化**：一天二十四小時中，整個頭薦骨系統內的腦脊髓液會有四至七次的淨化，每次大約有110至170毫升的腦脊髓液獲得更新。因此，每天都有500至700毫升的腦脊髓液被製造出來，它的波動和不同的壓力，能夠將老舊的腦細胞從靜脈及淋巴系統移除。

● **為中樞神經系統進行傳輸與工作的潛力**：中樞神經系統需要金屬離子，像是鈉、鉀、鈣的支持，而這些離子在腦脊髓液裡都可以找到。

　　腦脊髓液特別會被位於顱頂一帶的矢狀竇（sinus durae matris）重新吸收。由於增加的液體壓力，它會從蛛網膜顆粒轉向靜脈系統，然後沿著硬脊膜的各個神經出口擴散到身體各處，最後被淋巴系統聚集，然後移除。

頭薦骨系統與其他身體系統的關係

　　頭薦骨和其他的身體系統，包括：循環系統（動脈和靜脈的血液供給）、神經系統、內分泌系統（賀爾蒙系統）、淋巴系統、呼吸系統、肌肉與骨骼系統（肌肉、結締組織、筋膜、韌帶、肌腱、關節），有著密切的關聯和互動。

　　頭薦骨系統的放鬆，會使得頭薦骨韻律的律動更加地清晰，能夠支持個別的身體系統，也能為整體帶來和諧。

頭薦骨系統會直接或間接地影響與平衡下列的身體系統：

- 腦神經的入口和出口會獲得更大的空間，因此能夠更完整地發揮它的功能，這對所有運動和感覺衝動的處理都有正面的效果。

- 增進自律神經系統的平衡，幫助減輕壓力，以及處理一般的外在衝動。

- 放鬆肌肉和結締組織。令人驚訝的是，許多肌肉和韌帶直接就附著在頭薦骨系統的骨頭上，一旦這些肌肉和結締組織累積了太多的壓力，就會對頭薦骨系統造成衝擊。舉例來說，僵硬的肩胛帶（shoulder girdle）會限制上胸椎、頸椎、以及它和頭骨的連接處，進而影響身體的姿勢，並且導致頭痛。結締組織的緊張，也會影響整個身體對於頭薦骨韻律的感受能力。

- 循環系統會運作得更好，這能夠預防腦梗塞及心臟病。

- 促進淋巴流（lymph flow），有益於身體的排毒與淨化。

- 內分泌系統負責調節情緒反應、睡眠、賀爾蒙分泌、體溫、水平衡、血壓，以及飢餓感。多虧了密集的研究，我們在其中發現了越來越多的關聯。內分泌系統對於人類的重要功能，以及它對於生理、心理、靈魂的影響，現在都變得不容置疑。人體的生長和健康，就仰賴著運作良好、調節得宜的內分泌系統。流暢的頭薦骨韻律，會由內而外地以一種微妙的方式更新，並且刺激大腦的各個區域以及整個身體。

更多關於頭薦骨韻律的說明，見第114至122頁。

頭薦骨療法和頭薦骨自我療癒的差異

　　頭薦骨的自我療癒，可以輔助專業頭薦骨執行師的調理。關於專業的實作方案如何進行，以及能達到什麼效果，在本書最後有簡短的介紹（見第210至211頁）。

　　頭薦骨的自我療癒，是由我發展出來的「頭薦骨流動」這個綜合訓練的一部分。像頭薦骨療法這麼溫柔的身體工作，卻能產生深刻、愉快的效果，常常令前來接受頭薦骨療癒的個案感到相當訝異。通常在經過六至十二次調理之後，大部分的個案都能發展出更加擴張的身體覺知。而在這些專業的頭薦骨實作方案之間的空檔，他們還可以透過這本書所介紹的練習來深化這樣的覺知。

理論篇

自我療癒的重要原則

在我們開始這本書的實作練習之前，我想就個別的練習提出一些基本的建議。為了讓讀者們更熟悉狀況，我將實作練習依照功能作出了區分，分成以下三個階段：

| 第一階段 |　　居家常用的10個放鬆及按摩練習

這些一般性的練習可以幫助你放鬆，並且讓你更完整地歸於自己的中心。如果你對於放鬆技巧沒什麼經驗，我建議你從這個階段的練習開始，這會讓你的頭薦骨系統以一種比較間接的方式放鬆。大部分的練習可以站著或是坐著進行，這樣能幫助你做好準備，以便進入第二階段、第三階段的自我療癒。

| 第二階段 |　　發展身體覺察力的19個練習

這些簡單的練習，讓你可以用最少的技巧和最溫柔的碰觸來放鬆身體，也能直接或間接地幫助你的頭薦骨系統放鬆。這些練習主要是躺著或坐著進行，它們邀請你喚醒對於整個身體的覺知。在進入第三階段的自我療癒之前，這是最好的預備練習。

| 第三階段 |　　平衡頭薦骨系統的25個練習

這個部分包含了讓你可以放鬆頭薦骨系統的自我觸診和自我療癒，其中有一小部分的練習是間接的，但是大部分的練習會讓你直接

接觸到自己的頭薦骨系統。做這些練習的時候，不要有任何強迫的感覺，而是以一種非常溫柔、非常細心的方式來觸碰你自己。在這裡，大部分的練習都是躺著或坐著進行。為了讓你放鬆地進入這些練習，我建議你從第一階段、第二階段的自我療癒練習開始。我在「附錄4」列出了三種自我療癒的綜合技巧。

如何練習自我療癒

這裡介紹的所有自我療癒，都要以一種溫柔而緩慢的方式進行。如果你給自己和不同的身體部位足夠的時間，並且對於可能會出現的各種感受抱持著注意力或是驚奇，這些練習將會帶給你一種身心安適、放鬆的感受。因此在這裡，我給予的練習時間只是相對的，你可以憑著直覺自行決定，看看你想要在這個療癒中停留三十秒或是十分鐘（更多細節，見第44至45頁）。

從內在的寧靜空間出發，會很有幫助。不要給自己一定要達成什麼目標的壓力。對於成功的期待只會製造出不必要的壓力，進而削弱這些練習的效果。

如果你對於某個練習感到不舒服，那就跳到下一個無妨。

不要用任何快速或是強迫的方式，讓你自己或是讓你的頭薦骨系統屈從。這些練習或是手位不是目標，而是道路。在這條道路上，你會開始走向幸福、放

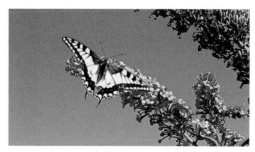

緩慢並溫柔地觸碰你的軀幹、脖子和頭部，動作是那麼地輕柔，就好像蝴蝶在拍動翅膀一樣。

鬆、深度修復的綠洲；慢慢地，你將會越來越能夠經驗身、心、靈合而爲一的感受。

如果你是已經接受過頭薦骨療癒的個案，你會知道，讓自己花一整個鐘頭只是躺著而不主動做任何事情的感覺，有多麼美好。在這過程當中，你所獲得的體驗，將會幫助你在你的自我療癒中，感覺這些練習的溫柔和品質。

部分以坐姿或站姿進行的練習，也可以移師到溫水中，像是浴缸裡。在水中無重力的感覺，還有水的柔軟和溫暖，都能支持你、鼓勵你暫時將一切放下。

帶著喜悅和輕盈的心情來進行這些練習，盡情享受不必做很多事或是不必做任何事的時光。你可以把所有的努力都放掉，將注意力聚焦在越來越強烈的身心安適感上。偶爾注意一下，你的身體是不是有哪些部位感到特別舒服。當這種感受發生了，那麼，朝向自然放鬆的道路就被開拓出來了，它會繼續強化、擴張，最後變成深沉的放鬆。放鬆，是我們與生俱來的權利！

在練習的過程中，偶爾閉上眼睛，看看自己有什麼感覺。這個活動或是技巧本身不是重點；重要的是你對於逐漸增加的幸福感、放鬆的呼吸，以及放下的感受，保持正念和覺察。

自我療癒會讓你更加地覺知自己、愛自己。它會教你區別施壓和觸碰的差別，而「傾聽」則能夠促進覺知。對於第二階段、第三階段的練習來說，這特別有幫助。

透過各種感官，人類感覺、發現各種細微差異的素質和能力是相當強大的。所以對我們來說，舉個例子，透過觸碰去感覺細微的組

織、或是傾聽身體緩慢的韻律，一點都不是問題。重要的是，我們要學著信任自己的雙手、信任身體的感受。

我們會重新發現，我們的雙手以及我們開放的心智是敏銳的儀器，能夠透過每一次的自我療癒來進行訓練與校準。

當你雙手下面的組織產生這些變化，你就知道該部位放鬆了：
● 空間變大。
● 變軟。
● 變熱。
● 更飽滿。

當你放鬆並且輕柔地感覺身體的組織，你會在觸碰的部位感覺到所謂的「療癒脈動」（therapeutic pulse，見第124頁），形式如下：
● 熱或冷的釋放。
● 肌肉抽動。
● 強烈的跳動或是脈動。

以上的徵兆表示，這些組織開始放鬆了。同時，你也會感覺到：
● 組織變硬或變軟。
● 沉重或輕盈的感覺。
● 身體裡能量流動、溫暖的感覺。
● 腦海中出現畫面、顏色或是香味。
● 某些湧現的記憶。

　　保持觀察，然後繼續把注意力放在你的雙手所觸碰的身體部位。

　　在感覺到療癒脈動之後，該組織有沒有產生任何新的感受？有什麼變化嗎？這樣局部的放鬆，對於你的身體、以及（或是）身心的安適感，有沒有造成什麼樣的轉變？

自我療癒的效果

　　透過副交感神經的元素，放鬆可以強化自律神經系統，因此能夠從內部支持自體調節以及再生。如果神經系統的自律程度很高，它在緊張和放鬆之間擺盪的速度就可以非常的快，視情況而定，這能讓我們在短時間內就獲得深度的復原。我們在放鬆的狀態下，會重新和再生、復原的力量產生連結，它們是調節的自然法則，透過這個法則，我們便能追求完整和完美。如果把放鬆和自律的作用結合起來，這兩者就像是青春之泉一樣：可以提升我們的能量之流、生命力、免疫系統，以及內在的平衡。

　　通常一個人會感覺到，比如呼吸改變了、肩膀和下顎鬆弛下來、或是腸胃開始蠕動（腸胃有聲音），表示這個人正在釋放緊張──身體開始放鬆了，自律神經系統開始自我調節，並且從身體內部獲得一個恢復平衡的契機。

　　自我療癒在個人身上造成看得到、感覺得到的變化，一次又一次地被專家和普羅大眾所肯定。許多人表示，他們已經有好長一段時間沒有像這樣深刻地放鬆了，或是在療癒過後，就像是在夜裡睡了一場好覺。他們也體驗到一些其他的品質，像是明晰、寧靜、滿足、臨在（presence），以及專注。另外，所有的感官對於「內在」和「外

在」的感受，也有著比以往更敏銳的覺察。還有一些人覺得自己更有生命力、更加地有活力和朝氣，或者在視覺上經驗到更多的對比和色彩──這些都是透過強化的、更加精微的感知能力而來。

以下許多的自我療癒以及覺知練習，同時也包含了細緻的身體覺察訓練。這些練習邀請你用「愛」對待自己以及自己的身體，相信它、也傾聽它緩慢多變的韻律之中所攜帶的內在智慧。

有意識地去感覺放鬆，並在之後感受放鬆所帶來的益處，是相當有價值的。這樣一來，新的身體感受會變得更深刻，然後慢慢地在體內安定下來。有意識地去觀察自我療癒前後的差異，也能讓我們的大腦注意到這件事，並且將新的身體感覺儲存起來。你越是能夠和整體式的身體覺知保持連結（本書的實作練習就是要支持這一點），就越能夠建立正向的改變，因為這些改變都會在神經以及潛意識的層面上扎根。心智的狀態和自律神經系統（經由呼吸），也會登錄並且記憶這些變化。放鬆會讓頭薦骨系統變得和諧，也會支持所有的身體系統發揮各自的功能（見第29至30頁）。

這本書的練習會產生廣泛的效果：

能促進：

- 學習和專注力。
- 感應力、運動機能和平衡感。
- 消化、淨化、排毒。

能支持：

- 順暢的呼吸。
- 身體的姿勢、背部、以及整個肌肉骨骼系統。
- 爲整個身體、情感、以及靈魂帶來和諧。

能協助：

- 放鬆。
- 入睡。
- 面對充滿壓力的情境，譬如考試或是看牙醫等等。
- 在利用得當的短時間內獲得放鬆。

　　在許多可能的情況中，這只是少數的幾個例子，因爲自我療癒對於每個個體的影響都不一樣。隨著每一次的練習，你會看到更多的範例。

什麼時候不適合進行自我療癒？

　　當你生病了，或是遭逢意外、受到驚嚇、遭受創傷，在沒有適當的治療監測之下，請千萬不要自行將這些自我療癒的練習當成治病的方式。因爲在這些情況下，自體調節的機能通常都會降低，因此，來自外部的幫助是必須的，諸如去看執業醫師、另類療法執行師、頭薦骨專家或是創傷療癒師。此外，如果你在自我療癒的時候，內在產生了強烈的感受，這時，專業的協助會很有幫助，甚至是相當重要的。關於這一點，你可以在本書的附錄找到相關資源。

● 在頭部進行自我療癒時的禁忌，詳見第182頁。
● 在頭部誘發靜止點時的禁忌，詳見第163至164頁。

自我療癒的練習順序

變得緩慢、平穩而溫柔

我建議你從第一階段的其中一、兩個練習開始，接著做第二階段，之後再開始第三階段的練習。

如果你已經相當放鬆，或是已經熟悉這種溫柔的身體療癒，你想從哪裡開始都可以，像是進行個別的練習、或是用各種順序創造屬於你個人的實作方案、或是依照書中建議的順序也行。

你可以在「附錄4」找到三種自我療癒技巧的綜合版本。

開始練習之前的重要準備工作

在療癒自己的時候，你覺得越舒服，給自己和身體越多的空間，身體的智慧就會運作得更好，這能在一開始的時候就為你創造出最理想的狀況。

如果你已經這麼做過幾次，也許是用一個簡短的準備儀式，很快地，你就會習慣像這樣子讓自己充分地準備好。這麼一來，你的身體會更容易在安適、放鬆的感覺中安頓下來。

許多人都認為下面的建議相當有幫助：

安靜且安全的空間

做這些練習時，一定要找一個安全的空間。盡可能確定周遭的環境是安靜、安全、而且是舒服的，這樣你才可以全然地放鬆，不用擔心會受到任何干擾。

新鮮的空氣

在開始之前，簡單但是徹底地讓房間的空氣流通一下，使房間充滿新鮮氧氣，因為通風不良的房間會讓你昏昏欲睡。

舒適的室溫

根據不同的季節，我建議稍微調整一下室內溫度。大部分的人覺得在躺下的時候，最舒適的溫度是攝氏20度至24度。

放鬆的氛圍

也許你會想要點一盞美麗的燭光，或是用細緻的精油香氛來淨化房間，或者使用一些合適的音樂來支持你的練習。你可以在書末附錄中，找到適合療癒和放鬆練習的推薦音樂。

可以的話，請降低電話答錄機的音量，摘掉手錶或是把時鐘蓋住，將手機切換到語音信箱或是關機，因為即使只是震動的聲音也會造成干擾。

穿著寬鬆的衣物

確定身上的衣服夠舒適，不會阻礙呼吸的自然流動。你可以把緊

繃的襯衫、褲子、腰帶、手錶及首飾鬆開來或是脫掉。不一定要穿著
運動服，不過如果你有這些行頭，當然可以穿上它們。一般來說，只
需穿著不會對身體造成限制的日常服裝就可以了。

注意保暖

你可以在手邊放一條毯子，或是可以披在身上保暖的東西，以免
在放鬆的過程中血壓下降，或是覺得有點冷。如果你的腳常常感覺冰
冷，可以在開始練習之前先穿上保暖的襪子。

實作練習的小訣竅

- 首先，做幾次深呼吸，增加你的呼吸量。
- 接著，用一種放鬆的方式繼續呼吸，並且停留在呼吸的韻律當
  中。
- 輕輕地收下巴。
- 偶爾把眼睛閉上，這樣做，之前被視覺所消耗的注意力就能夠被
  其他的感官運用。

如果某個練習做起來很困難，或是讓你覺得不舒服，就略過它不
要做。

站姿練習

兩腳平行，與肩膀同寬。記得隨時都要保持膝蓋、髖關節和骨盆
的放鬆，這樣你才能好好地扎根。

坐姿練習

坐下，透過腳掌、腿部、骨盆、坐骨及薦骨，感覺自己穩穩地扎根。

選擇適合的座椅，也許再配上靠枕或是柔軟的毯子，讓你可以舒舒服服地坐著，也可以將椅子的高度調整一下。我建議再加上一張穩固的腳凳。如果你的椅子有靠背，試試看你是想要靠著，或是稍微往前坐、讓背部自由一點。確定你坐上去的時候，椅子的底座不會讓你的大腿後側不舒服。如果會這樣，就再往前一點坐到椅子的邊緣。

如果你以坐姿進行自我療癒，手肘放在桌上，要確定你坐得夠低、或是桌子夠高。重點是不要駝背，儘量放鬆地把身體打直。有時候，把毯子摺起來放在手肘下面會比較舒服。

躺姿練習

確定你的背部有柔軟、舒適的支撐。如果練習時沒有一般的床或是平坦的按摩床，你可以使用一席柔軟的床罩、瑜伽墊、日式床墊、塑膠墊（簡單的露營墊、睡墊、體操墊、套上床單的乳膠墊）或是充氣床墊。

以靠枕或毛毯支撐頭部：正躺或是側躺時，讓頭部靠在一個舒服的抱枕或是摺起來的毯子上，並且調整到適合的高度。

大部分躺姿的自助練習都在仰臥的位置。

如果想要降低背部和身體的壓力，你可以把毯子捲起來，放在膝蓋下方。你也可以在膝蓋或是腿的下面墊一條或是多墊幾條毯子，把雙腳稍微放高一點。對於你的身體從頭到腳有哪些地方接觸到床墊，

保持覺知。

讓背部放鬆的姿勢

躺著的時候就跟坐著時一樣，隨時保持讓背部感覺放鬆的姿勢。

躺下

坐著的時候，沿著身體的一邊轉向側面，然後躺到按摩床或其他平面上。

坐起來

把自己移到側面的位置 —— 將身體轉到側邊 —— 然後慢慢坐起來。

給自己一些時間，讓平衡感和血液循環可以習慣這樣的變化。這麼做，你便能夠覺察到坐下的時候以及之後走路時，身體產生了什麼樣的新感受。

依自己的狀況，調整適合的練習時間

每一項自我療癒都有建議的時間長度，不過這樣的時間安排並不是強迫性的，你可以依照自己內在的需求來進行調整。當你對自己的身體和這些練習越來越熟悉，對自我感受的覺察力也加深了，就可以把練習的時間再拉長一些。你越熟悉這些練習，就會得到越多的感受，也越能夠以直覺進行練習；到時候，時間的考量就沒有那麼重要了。

　　如果你在放鬆之後就要直接回到真實世界，比如赴一個重要的約會，或是要準時趕上大眾運輸系統，那麼我會建議你設一下鬧鐘。準備一個不會發出滴答聲、或是聲音小到幾乎聽不到的鬧鐘，讓你不會一直被提醒著要注意時間，而是盡可能地待在「無時間感的片刻」裡。

在自我療癒之後，多給自己一點時間

回顧一下自己的感受

　　在練習結束之後，先不要急著做其他的事情，多給自己五分鐘或更多的時間，來回顧或是追溯一下自己的感受。這些寶貴的寂靜時刻，能夠加深你的體驗。此外，這麼做也能幫助你下一次練習時，更快速、更容易地放鬆，因為身體、心智、靈魂會記得這樣自然的狀態。有意識地去感覺練習前和練習後的差異和變化，也會將放鬆的體驗更完整地固定下來。

　　在每一次深刻的放鬆之後，給自己足夠的時間來重新適應日常生活的現實。

讓自己充滿能量，每一天都活力四射

　　當你要從放鬆的狀態轉換回活動狀態，我建議你保持敏銳度。放鬆之後，當你要再度變得活躍，記得務必充分地保護自己免於忙亂的日常生活。如果你之後就要開車上路的話，必須確保自己能夠對環境作出充分的回應。

更深沉、更快速的呼吸會給你更多氧氣，所以，你會有更多的力量和警覺性。如果你用快一點的速度進行第一階段的放鬆練習，它會為你帶來新的活力。

理論篇

三階段54個實作練習

居家常用的10個放鬆及按摩練習

進行自我療癒前的準備

　　為了在接下來的放鬆練習和自我按摩中，盡可能地體驗喜悅和放鬆，我建議你先閱讀「在壓力與放鬆之間，取得平衡」（第19至22頁），以及「自我療癒的重要原則」（第32至45頁）。包含在這幾個章節中的資訊非常有價值，不管進行下面哪一個練習，都應該納入考量。第一階段的自助練習大多都可以站著進行，另外有一些練習則是以坐姿或躺姿來進行。

如動物般伸展身體

　　小貓、小狗和其他動物，是我們每天都可以看到的榜樣 —— 牠們總是帶著愉快的心情，懶洋洋地閒晃，一天總要伸展牠們的身體好幾次。看來，我們可以向動物們好好地學習，尤其是我們的寵物，因為牠們會根據直覺做一些對自己有益的事情。

　　進行這些練習的時候，一旦你度過了一開始做起來有點勉強的感受，你的狀態就會產生改變，更多的喜悅和力量會湧現出來，帶給你陶醉般的幸福片刻。由於結合了強烈的吸氣和吐氣，這些放鬆練習也會增加你的活力。

這些練習中所有的動作設計，都是爲了讓你感覺很好！

接下來的放鬆練習具有這些效果：

- 放鬆雙腳和骨盆的肌肉，讓你可以更扎根、更靈活、更有彈性。
- 放鬆、強化骨盆底。
- 以一種自在、舒服的方式，強化髖部和臀部肌肉。
- 改善全身的姿態以及平衡。
- 增加薦骨、骨盆和脊椎的靈活度。
- 改善整個軀幹、肩膀、脖子一帶，再往上直至頭顱基底。
- 改善橫膈膜、呼吸和頭薦骨系統的功能。

<table>
<tr><td>練習
1</td><td>## 搖晃身體
站姿,也可以坐著</td><td>**2 分 鐘**</td></tr>
</table>

開始練習

1. 慢慢地、輕鬆地往外甩一甩你的手臂和手掌。讓你的肩膀、手肘、手腕和手掌放鬆、保持彈性,手指頭也是。你可以把累積在這些部位所有的緊張,藉著溫和的搖晃,通通都釋放出去。這麼做的時候,有意識地透過呼吸把緊張呼出去。

   如果你是站著,把重心移到一隻腳,然後將另一隻要放鬆的腿和腳掌,輕輕地向外晃一晃。接著重心換腳,隨意地甩一甩另一隻腳,膝關節和踝關節都要鬆鬆的,腳掌和腳趾頭也是。如果你是坐著,你可以輕輕地把腳向外甩一甩,一次一隻腳。

2. 雙腳在地上踩穩,開始平穩地上下抖動,從膝蓋和髖部開始,鬆開你的骨盆。讓這個動作往上來到整個軀幹,並且繼續晃動和鬆弛肩膀及頸部區域,然後是手臂、手掌和手指頭。動作過後,這些部位會再次變得獨立。你的身體可以一邊動作,一邊保持呼吸順暢。最後在觀察與放鬆的時候,記得要鬆弛你的下巴。

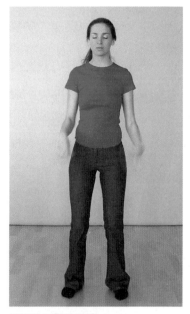

搖晃並且鬆弛身體

應用篇 第一階段

練習 2	拍拍肌肉

站姿或坐姿，若要躺著也可以　　　　　　　2 分鐘

因為久坐或是壓力，導致骨盆與大腿的肌肉、肌腱和韌帶常常受到侷限、變短，以及（或是）變得僵硬。

開始練習

藉著手臂、手腕、手掌的幫助，你可以透過拍動、搖晃與振動的方式，來鬆弛大腿和骨盆的肌肉。開始之前，藉著輕輕地甩一甩，主動將手腕、肩膀和手肘的關節鬆弛一下。為了安全起見，如果你正遭受坐骨神經痛、腰痛、靜脈曲張之苦，請先不要做這個練習。

1. 選擇一個方式輕輕地拍打：
   ● 手掌打開，稍微彎曲，手腕保持彈性。
   ● 或者是把手合起來，輕鬆地握拳。
   確定你的手腕有保持彈性，手掌或拳頭能夠隨著前臂的拍擊動作，而簡單、輕鬆地擺動。

   用你的手掌或是鬆鬆的拳頭，有節奏地、稍微快一點地拍打以下部位：
   ● 大腿的肌肉，正面和背面都要。
   ● 骨盆側面的肌肉。
   ● 股骨大轉子（major trochanter）的周圍，這個部位要拍得很輕。

- 全部的骨盆肌肉，尤其是你可以感覺到很多肌肉的地方。
- 先拍打薦骨的側面，然後再輕輕地拍打薦骨。

要完全地避開關節，或是只用張開的手掌，用一種非常輕柔的方式鬆弛或是振動它們（如下圖所示）。

2. 搖一搖你剛剛拍打過的部位。把手掌張開，觸碰到越多的皮膚和肌肉表面越好。雙手不需要在皮膚上面滑動，只需帶著節奏感和稍微快一點的速度，來來回回地搖晃雙手下面的組織。注意肌肉的動向，搖晃時要順著肌肉移動的節奏。

3. 振動和搖動有點類似，不過要再稍微輕一點。在這裡，不要將肌肉有韻律地前後晃動，只要輕輕地振動肌肉的表層。增加觸碰的強度，讓振動進入組織內部，這麼一來就可以更深入地振動和放鬆深層結構。

輕輕地拍打
臀部和薦骨

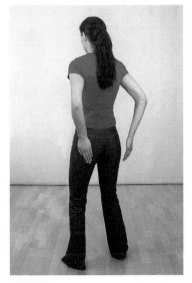

手掌打開

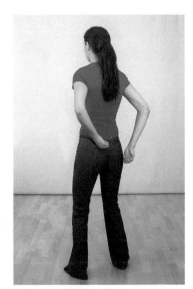

輕鬆握拳

應用篇 第一階段

練習 3　伸展身體

站姿、坐姿、躺姿　　　　　　　　　2 分鐘，或更久一點

開始練習

　　不用過度伸展，只要去連結當你的身體輕輕地伸展和拉長時，身體裡頭那種輕盈、活潑的正面張力。藉著緩慢、舒服的運動，像是懶洋洋地晃一晃、伸展、拉直，或是打哈欠、嘆氣，把你所經驗到的緊

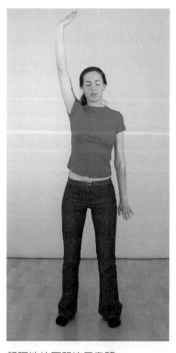
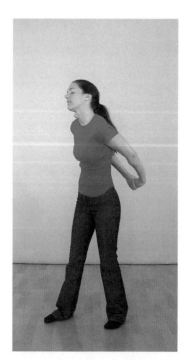
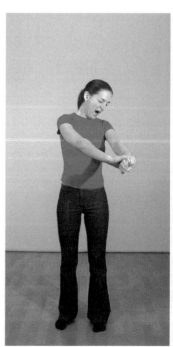

舒服地伸展和拉長身體

繃驅逐出去，用一種愉悅的心情把它釋放掉。這種非常舒適的伸展和拉長動作會變得越來越流動，以至於能夠擴張到整個身體，把整個軀幹和四肢末梢都包括進來。練習的時候，偶爾要記得帶著活力來進行吸氣和吐氣。

打哈欠

把下巴抬高、放下幾次，讓自己用力地、大聲地打哈欠。將所有的緊張都隨著吐氣呼出去，吸氣的時候把新鮮空氣和力量都收集進來。

應用篇　第一階段

53

練習 4　輕拍胸腺

站姿、坐姿、躺姿　　　　　　　　　1 分鐘

胸腺（thymus gland）位於胸骨上半部或上胸骨（sternum）的下方，是淋巴系統的主要器官，負責生產「T 淋巴細胞」（T-lymphocytes）。胸腺對於我們的免疫系統、身體的成長和骨頭的新陳代謝，相當重要。

好幾千年以前，希臘人就相信胸腺會影響身體的生命能量。希臘字彙「thymos」的意思，就是「生命力、生命、靈魂、心智」。當一個人生病或是處於壓力之下，胸腺就會縮小；當一個人處於和諧狀態，身心靈平衡，感受到愛、喜悅、信任、信仰、信心，胸腺就會增大。胸腺作爲身心之間的連結，每當一個人聽見美好的語言和音樂時，胸腺也會擴大作爲回應。

輕輕地拍打胸腺

開始練習

　　輕柔地拍打胸骨，刺激胸腺，並且支持它的功能。練習的時候稍為收下巴，讓呼吸順暢。

自我按摩的練習

　　就像這本書中所有的練習，自我按摩也是以一種平靜的、不需要費力集中精神的方式來執行，所以這些按摩會讓你覺得很棒。讓呼吸自由地流動，偶爾在幫自己按摩時閉上眼睛，這麼做，能讓你更清楚地去感受按摩的品質。

　　開始的時候，動作慢一些，不要施加太多壓力。這樣，你就可以一點一點地增加速度和力道，同時也能觀察這個過程。我會這麼建議，是因為這樣一來你就不會失去注意力，也不會讓身體因為過快或是過大的力道而開始分泌不必要的壓力賀爾蒙。帶著愛來按摩自己，偶爾暫停一下，觸碰正在按摩的區域——只是傾聽，不需要刻意做任何事情。

　　幫自己按摩是一個很好的方式，讓我們學著去區分不同程度的壓力，也學著只是為了傾聽而去碰觸。這對於第二階段、第三階段的自我療癒也會有幫助。

練習 5 按摩足部

2 ～10 分 鐘

坐姿；根據下半身和臀部的活動能力，也可以選擇躺姿

　　每一天，多寵愛自己一點，在有空的時候，或是你即將要展開新的一天時，給自己一個愉快的腳底按摩。天然的按摩油是很棒的選擇，像是杏仁油、山金車油、荷荷芭油，若沒有也不要緊。

這一項自我按摩具有下列功效：

- 促進腳底和腳踝的彈性。
- 促進健康的步態和姿勢。
- 預防可能經由骨盆、薦骨往上移動來到顱底的功能失調。
- 藉由足底反射區域，增進內臟裡健康的血液供給。

開始練習

　　根據你喜歡的速度和力道，按摩你的雙腳，讓自己覺得舒服。按摩、伸展所有的腳趾頭，包括趾頭的關節，輕輕地由內而外，包括腳掌前半部以及整個腳跟，還有腳踝和阿基里斯腱（Achilles tendon）。雙手沿著阿基里斯腱的走向感覺這個部位，微微地移動來按摩它，輕柔地將它伸展開來。

　　即使你不太清楚足底的反射區域、穴道或是經絡，當你在進行一個完整的足部按摩時，自然而然地便會啟動許多的能量點。

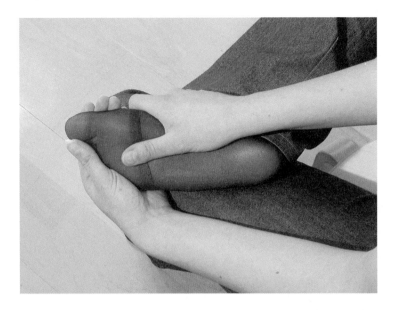

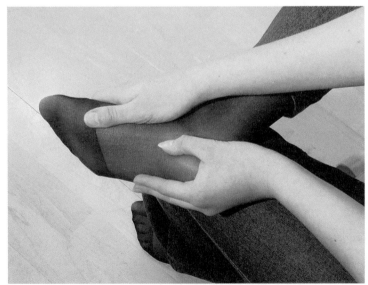

足部按摩

應用篇 ◆ 第一階段

57

練習 6 放鬆肋弓

坐姿、躺姿，若想要站姿也可以　　　　　1 分鐘

我們用來呼吸的主要肌肉 —— 橫膈膜，就位於肋（骨）弓（costal (rib) arch）的下緣。當橫膈膜自由、放鬆的時候，我們就能呼吸得更完全。

橫膈膜的狀態和彈性，蘊含了許多關於身體、情緒、心智、靈魂的知識。它對於喜悅、愉快，或是哭泣、恐懼、痛苦，會產生不一樣的共鳴。此部位會吸收各種驚嚇，但是同時也知道如何釋放擔心害怕，像是笑一笑，或是透過讓人放鬆的「循環呼吸」（circular breathing，見第75頁）。

這一項自我按摩具有下列功效：

- 讓胸部和腹部的呼吸運動更加自由。
- 增進各個器官的活動。
- 增加整個軀幹的滲透性。
- 促進淨化力、消化力和活力。
- 促進自發性的表達能力，包括口語的和非口語的。

開始練習

雙手沿著下肋弓的邊緣、由內而外地按摩，讓靠近橫膈膜表面的組織放鬆。

1. 舒服地坐著或躺著，做幾次深呼吸，感覺呼吸的運動往下進入骨盆。把注意力放在坐骨、雙腳、以及你和地面的連結上。

2. 用雙手的指尖去感覺下肋弓怎麼往身體兩邊的外側延展。去認識下肋弓的組織、狀態，並且感覺它的走向。看看呼吸怎麼持續地移動身體，使其不斷地擴張和收縮。

3. 將兩手的手指頭放在下肋弓的中央，注意呼吸流進、流出，但是不要改變你的呼吸。

要將手沿著下肋弓移動，最好的時間點就在吐氣的時候。下一次當你要吐氣時，手指頭沿著下肋弓的組織，同時往左右兩邊輕撫（左手沿著左肋弓，右手沿著右肋弓）。輕撫過後，讓自己多做幾次呼吸，探索一下這樣的感受。以同樣的方式，你可以將雙手沿著肋弓移動幾次，並且加重或是減輕觸碰的力道。

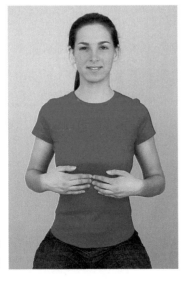
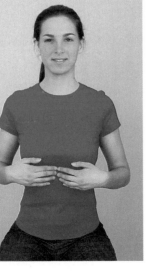

讓手沿著
下肋弓移動

應用篇 第一階段

59

<table>
<tr><td>練習
7</td><td>## 按摩腹部
坐姿、躺姿，若想要站姿也可以</td><td>**2 ～ 5 分 鐘**</td></tr>
</table>

最近的科學發現證實了，「生物動能身體療癒」（Biodynamic Body Therapy）創辦人潔達‧包耶森（Gerda Boyesen）的說法：我們有一個「腹腦」（belly brain），它就像我們的「頭腦」一樣支配著無數的神經細胞。這就是爲什麼我們會說「肚子裡有蝴蝶在飛舞」（編註：指一個人由於情緒緊張、焦慮、不安所產生的心理狀態）、「一肚子火」、或是說我們「不能消化」某些東西。全世界的孩子們在享受食物的時候，都會做同樣的動作：他們的手會順時針摸摸肚子，就好像是在說「眞好吃」！

這一項自我按摩具有下列功效：

- 讓腹部、骨盆區域的器官放鬆，尤其是結腸（colon）。
- 讓器官、筋膜、交叉結締組織全區域進行適當的動作和運作。
- 提升太陽神經叢的功能。
- 提升迷走神經（vagus nerve）的功能，其中大約有三萬一千個通向腦部的神經束。

開始練習

1. 在你讓自己扎根並且集中注意力之後，觀察幾次，看看你的呼吸怎麼流入、流出。留意呼吸在你的腹部、骨盆、胸部的移動。

2. 讓你的雙手沿著大腹肌（腹直肌，*m. rectus abdominis*）的走向撫摸，從下肋弓的中間往下來到骨盆。

開始的時候，就像前面「放鬆肋弓」（第58至59頁）的練習一樣，將指尖放在下肋弓的中央（這個表面對觸覺特別敏感）。觸碰的時候，要用到手指頭大部分的表面，因為這塊腹肌相當的大。你可以多重複幾次這樣的撫摸動作。當你吐氣的時候，沿著這塊大肌肉的動向往下來到骨盆，這麼做非常有益。吸氣的時候觀察，吐氣的時候從下肋弓的中央、腹部中央，往下來到恥骨／骨盆，這一段大約有5至10公分。

3. 以順時針的方向，用整個手指的表面，溫和地撫平整個腹部；如果覺得舒服的話，也可以用整個手指與手掌的表面。這裡的觸碰是輕柔的，並且沿著腹部的輪廓進行。結腸從腹部的這個位置上升，從右下到右上，然後由右到左，最後再從左上來到左下。

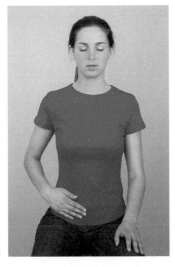
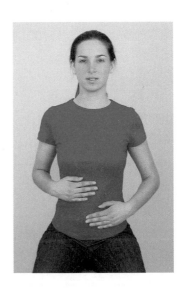

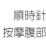
順時針
按摩腹部

把一隻手放在腹部右下方的起始點，即骨盆的上方，那就是結腸開始的地方。給自己足夠的時間，讓你的手可以舒服地和它所碰觸的右下腹部的表面產生連結。這邊的組織感覺起來如何呢？

4. 現在，開始以順時針方向緩慢地、輕柔地畫圈，記得讓手和腹部保持接觸。接著，如果你想，可以將觸碰的力道和速度增加一些。如果這麼做感覺起來很舒服，就繼續再做五次、十次或二十次的畫圈運動。

5. 有時候，你也可以用另一隻手幫忙。一旦你熟悉了這些順序，就可以閉上眼睛，把注意力導向整體性的身體覺知。偶爾，你也可以將順時針腹部按摩和撫平大腹肌、放鬆肋弓的練習，結合在一起進行。

<table>
<tr><td>練習
8</td><td># 按摩咀嚼肌
坐姿、躺姿、站姿</td><td>3 ～ 10 分 鐘</td></tr>
</table>

如果我們能夠偶爾讓咀嚼肌（*m. masseter*）放鬆一下，它們會覺得非常感激。咀嚼肌不只是在咀嚼時能咬緊食物，也會因為回應壓力和表達我們的緊張而變得僵硬。上下顎的肌肉和關節反映了我們的經驗，像是「咬緊牙關」、「貪多嚼不爛」、「面對現實」。這樣的壓力，有時也會以磨牙的形式表現出來。在充滿壓力的情境之下，像是激烈的爭執、高度的緊張，確實會顯現為臉部側面大咀嚼肌——咀嚼肌及顳肌（*m. temporalis*）的緊咬不放。咀嚼肌連接了上下顎，讓我們可以咬東西，是身體最強壯的肌肉。看看馬戲團的藝人有時會用它來支撐整個身體的重量，就可以知道！大顳肌從頭部兩側往上延伸，直到顳骨的邊緣。

咀嚼肌放鬆的時候，不只有顎關節（jaw joint）會受惠，整個頭薦骨系統都會獲得助益。大顳肌從下顎往上延伸（更精確一點，從下頜骨的冠狀突往上延伸），連接蝶骨大翼（ala major），從側面再經過額骨（*os frontale*），最後大面積地覆蓋在頂骨和顳骨之上。

這一項自我按摩具有下列功效：

● 放鬆上文提過的咀嚼肌。
● 間接地放鬆其他咀嚼肌，以及與咀嚼相關的韌帶和肌腱。
● 改善顳縫的動能。

●改善頂骨、顳骨和蝶骨（sphenoid bone）的頭薦骨韻律。

●促進顱底的穩定。

●改善寰枕關節（atlanto-occipital joint）的功能。

開始練習

我們透過簡單、有意識地觸診來感覺咀嚼肌的壓力，並且輕輕地撫摸、按摩這些肌肉、韌帶、肌腱和筋膜，來放鬆咀嚼肌。

一、觸診和觸碰咀嚼肌（顳肌和咀嚼肌）

1. 這兩處肌肉都能夠很輕易地從外部觸診。將你的雙手平放在頭部的兩側，把手掌放在上下顎的側面，手指表面放在頭部兩側、耳朵的正前方和上方。大拇指會接觸到外耳，除此之外則是保持被動。透過雙手和手指的表面，你會輕輕地碰觸到這個組織的大部分。這個部位感覺起來如何呢？如果咀嚼肌沒有額外的壓力，感覺起來怎麼樣？現在，簡單地咬牙三次，然後觸診位於下顎的咀嚼肌以及位於頭部兩側的顳肌，感覺它們的狀態。當你咬緊牙關，咀嚼肌感覺起來如何？接著把所有的壓力都釋放掉。

2. 用雙手的手掌觸碰咀嚼肌兩邊的肌肉，使它放鬆，接著緩緩地讓下顎放鬆。有意識地把你所感覺到的緊張，用吐氣的方式吐出去。

3. 試著打一個哈欠。一旦你的手掌與手指表面輕輕地接觸到頭部兩側的大範圍區域，輕輕地、溫柔地將你的下顎放下與提起幾次。這麼做的時候，讓你的呼吸再變得更長一些，然後繼續緩緩地打開和闔上下顎，享受這個長長的哈欠！

二、撫平咀嚼肌

1. **顳肌**：用手指頭的表面，輕柔地感覺、觸碰剛剛已經感受過的一大塊顳肌。咬一下牙齒，這個部位感覺起來如何？現在，把指尖平放在大顳肌上，慢慢地用指尖朝著頭部的邊緣撫平。重複幾次這樣子的撫摸。這麼做的時候，將下顎輕輕地內收，享受放鬆的效果。

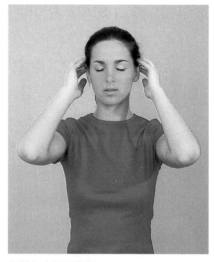

朝著上方撫平顳肌

2. **咀嚼肌**：用雙手手指頭的表面，同時去觸診頭部兩側的上顎、咀嚼肌和下顎。將指尖放在顴骨弓（zygomatic arch, *arcus zygomaticus*），讓整個手指表面與下方的皮膚和構造，建立起輕柔的接觸（你可能會感覺到骨頭、肌肉或是組織）。咀嚼肌和顴骨弓的內部相連，並且延伸到下顎的外側。透過重複、暫時地咬緊牙關，你可以輕易地感覺到它。當你手指頭的表面很舒服地和顴骨弓以及咀嚼肌大部分的部位產生連結，你就可以慢慢地沿著咀嚼肌到下顎大致的方向進行輕撫。當你這麼做時，微微地收下顎，

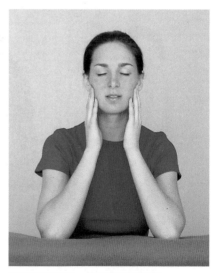

以手肘做支撐：往下撫摸咀嚼肌

應用篇 第一階段

同時去感覺吸氣和吐氣的時候，你的肩膀是怎麼聳起和下垂的。這樣，你就能夠確定自己的肩膀、脖子和手臂保持在放鬆與機動的狀態。

3. **慢慢地撫平／「伸展臉部」**：現在，讓你自己繼續撫摸，但是不要太過積極和主動。無論你是站著或坐著，使用手臂的重量，讓放在兩頰的手指表面慢慢地往腳的方向滑動。這麼一來，和咀嚼肌接觸的手掌就會從兩側慢慢地往下滑，直到滑過下顎邊緣，這樣，你就可以舒服地撫平你的咀嚼肌。將這個動作重複幾次，在這裡多花一點時間，觀察看看你手指的表面，尤其是指尖，是怎麼往下移動，然後沿著這個方向放鬆咀嚼肌。

練習的時候，偶爾閉上眼睛，從內部去感覺放鬆和呼吸的流動。

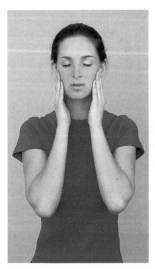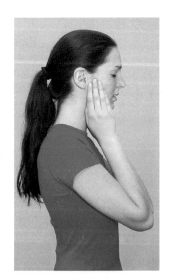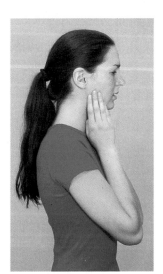

撫平咀嚼肌／「伸展臉部」

三、按摩咀嚼肌

　　既然你已經用手沿著顳肌和咀嚼肌的走向去觸診、撫平它們，那麼，你應該知道它們確切的位置與緊繃程度。現在，再順著顳肌和咀嚼肌的走向去按摩這些部位。開始的時候要緩慢而平穩，之後你就可以增加或是改變觸碰的力道和速度。記得讓自己保持在舒服的狀態，將這個按摩重複幾次。

　　觸診、撫平、按摩咀嚼肌外側這些手法，只要你想要，隨時都可以重複進行，或是合併在一起練習。

盡情地打個長長的哈欠

　　在兩個練習之間自然發生的哈欠，對於所有的咀嚼肌有著絕佳的鬆弛效果，也能支持整個身體的放鬆。關於放鬆，你無法強迫自己打哈欠，但是藉著暫時放下一切，你可以邀請一個哈欠的到來。貓咪和狗兒一天要花上好幾次來調節自身的緊繃－放鬆狀態，像是打一個長長的哈欠、或是伸展和拉長身體，諸如此類，而不只是在起床時才這麼做。打哈欠是身體自然的放鬆反應，有時還會伴隨不由自主的釋放反應，譬如眼淚、咳嗽、噴嚏、呼吸、嘆氣、或是持續地打哈欠。

練習
9

按摩頭皮

站姿、坐姿、躺姿　　　　　　　　　　2 ～ 5 分鐘

　　對於許多人來說，頭皮常常是很緊繃的。如果你曾經在髮型師那邊享受過頭皮按摩，就會知道頭皮按摩有多麼地讓人愉快和放鬆。一個緊張的、繃得很緊的頭皮，常常會顯示出不只是頭骨受到壓力和限制，包括了顱骨底部和肩頸一帶也會受到壓力和限制。

這一項自我按摩具有下列功效：

- 放鬆頭皮。
- 促進頭皮的血液循環和淨化。
- 預防顱骨及其骨縫的鈣化。
- 活化諸多經絡的穴道。
- 提供和頭皮連接的筋膜、韌帶以及肌肉更多的空間，尤其是顱骨、顱縫表面的部位。頭皮按摩同時也能改善頭薦骨韻律的品質。

開始練習

　　按摩你的頭皮，就好像你在洗頭，但是沒有水（或許可以使用天然的頭髮用油），不過記得動作要更輕柔、更緩慢一些。

1. 用你的指尖梳過頭髮，感覺你的頭皮。給自己一點時間，讓指尖好好地與頭皮建立連結。開始緩慢並且持續地將頭皮微微地滑向另一

邊——如果可以的話，指尖不要從接觸點移開。這樣一來，你就不
會為顱骨或骨縫增添任何壓力，而只是簡單地、微微地滑動頭皮。

2. 運用輕盈的、小範圍的圓周運動，不要讓指尖滑掉。偶爾可以改變
　手指頭的位置，這樣便可以按摩到頭皮的各個區域。注意額頭上
　方、頭部側邊、頭頂和後腦勺。按摩的時候，偶爾閉上雙眼，放鬆
　下顎，讓呼吸流動。

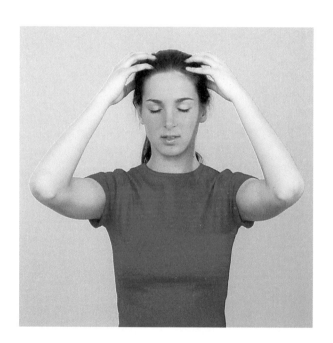

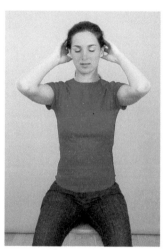

按摩頭皮

練習 10　按摩耳朵

站姿、坐姿、躺姿　　　　　　　　　　　2 ～ 5 分鐘

　　在按摩頭皮之後，雙手各用三隻手指頭揉揉你的耳廓和耳垂。按摩的時候，從外側、也從內側去感覺一下耳廓的各種形狀。輕柔的耳朵按摩可以促進血液循環，也能夠活化反射區域。

發展身體覺察力的19個練習

增加身體覺察的練習

　　關於以下的覺察和感知練習，入門的資訊請參閱「在壓力與放鬆之間，取得平衡」（第19至22頁）練習的開頭部分，以及「自我療癒的重要原則」（第32至45頁）。

　　這個部分的自助練習，絕大部分都以坐姿或躺姿進行。如果某些練習對你而言有些困難、或是讓你感到不舒服，那麼就跳過它們無妨。

傾聽與觀察呼吸

　　呼吸伴隨我們一輩子，可說是我們最忠實的夥伴。我們的呼吸由自律神經系統調節，但是也會受到隨機的影響。

　　另外，呼吸還反映了我們存在的傾向，以及情感的世界，連結了我們的「內在」與「外在」。

　　請帶著意識地去傾聽和觀察呼吸如何地流進和流出。

　　這是最古老的一種靜心冥想方法和意識訓練。大約三千年前，佛陀練習內觀（Vipassana，觀照呼吸的靜心）。在今天，依然有許多靜心冥想者，無論他們屬於什麼靜心冥想傳統或派別，皆使用呼吸作為

拓展意識的途徑。

在西方，有許多呼吸的學派，舉例來說，明登豪夫（Middendorf）的「全息呼吸法」（holotropic breathwork，又譯全象呼吸技巧），以及「呼吸重生／意識療法」（rebirthing / conscious breathing）。

在東方也有促進健康的練習，像是瑜伽或是氣功，都是以呼吸作為練習的主要元素。

<table>
<tr><td>練習
1</td><td># 觀察呼吸</td></tr>
</table>

練習
1

觀察呼吸

坐姿或躺姿，
若想要站姿也可以

2～10分鐘，或是更久

　　傾聽呼吸的聲音是一種聚焦練習，這樣的練習會讓呼吸變得更均勻、更飽滿。練習者的注意力也會從思考轉變成對於身體的覺知，自然而然地，思慮會慢慢地減少，最後甚至偶爾才會浮現念頭。當我們觀察呼吸的時候，我們的專注力便導向內在，因此便越能夠和我們存在的本質重新產生連結。

自由的呼吸可以促進：

- 一般來說可以促進彈性和穩定性，尤其是針對以下部位：
  - 脊椎和硬脊膜。
  - 骨盆底結締組織的橫向結構。
  - 橫膈膜。
  - 肩頸一帶往上直至顱底。
  - 胸腔上竅的肌肉和韌帶（胸廓上口，superior thoracic aperture）往上直至顱底。
- 體液的流動和淨化。
- 器官的功能。
- 生命力。

開始練習

1. 讓自己扎根並且歸於中心。觀察你的呼吸正在流入、流出。讓呼吸自由流動，不要試圖做出任何改變。你的呼吸是進入胸口比較多，還是進入腹部比較多呢？

2. 讓自己再呼吸得深一點，進入胸腔、腹部，以及再往下到骨盆。在幾個完整的呼吸之後，放掉所有的積極作為，觀察呼吸自行地流入、流出。你在身體的哪個部位可以感覺到、以及如何感覺到呼吸律動呢？

偶爾將眼睛閉上，這樣，你更能從內在好好地感受你的呼吸。一會兒之後，你就能夠連結吸氣和呼氣，而不需要在中間有任何停頓。這個練習又叫做「循環呼吸」（請見下一個練習）。

練習 2 循環呼吸

坐姿或躺姿 　　　　　　　　　　2～10分鐘，或是更久

開始練習

1. 循環呼吸意味著把吸氣和吐氣連結起來，讓你的氣息飽滿、均勻，吸氣和吐氣的中間不要有任何停頓。也許你可以在內在想像一個圓形的圖像作爲輔助：第一個半圓形代表吸氣，第二個半圓形代表吐氣。

2. 吸氣的時候，你的氣息進入胸腔比較多、還是進入腹部比較多呢？讓自己再呼吸得更深一點，讓氣息進入胸腔、腹部及骨盆。在幾個完整的呼吸之後，放掉所有積極的作爲，進入循環呼吸之中，觀察呼吸流進、流出。

3. 偶爾，你可以把雙手放在骨盆、腹部或是胸腔，在該部位給予呼吸更多的注意力和空間。

　　你也可以在循環呼吸的前後或是練習當中，加入「放鬆肋弓」的練習（第58至59頁）。

　　關於速度：慢慢地呼吸，有著令人平靜、扎根和歸於中心的效果。然而，如果想要累積能量、恢復活力，則可以主動進行快一點、深一點的呼吸練習。這些呼吸的程序也能夠和引導能量的練習結合，像是脈輪呼吸，或是氣／生命能量呼吸。

　　這兩種呼吸練習，對於許多其他的自我療癒也很有幫助：

● 作為一種準備。

● 在其他練習中間的空檔進行。

● 和其他的練習結合。

● 在兩個練習的中間讓自己集中精神，感受練習前和練習後的差異。

不管你聆聽的是呼吸或是頭薦骨韻律，
這兩者都能作為一種靜心！

練習 3 與力量來源建立連結

站姿、坐姿、躺姿　　　　　　　　　任何時間長度皆可

　　資源是內在或外在的力量來源，藉著它，我們可以在諸事順遂或者是遭遇困難的時候，重建自身的力量與自信。

　　對於力量的來源，每個人都有自己的經驗和定義。舉例來說，內在資源包括：

● 對生命基本的信任。

● 堅強的信念。

● 自發性，對於新事物的開放性。

● 平靜。

　　外在資源則可能包括：

● 大自然。

● 生活伴侶或是知己。

● 寵物。

● 嗜好。

　　當一個人連結了自己的內在或外在資源，便能體驗到情緒和身體感受會產生什麼樣的變化。

　　這是一個能夠增強力量的練習，因為我們的資源會直接地，有一部分更是自動化地，影響我們的思考和感覺，並且在最後影響我們對

應用篇 第二階段

於身體的感受和經驗。

　　和我們的資源建立連結，意味著不去看著「半空」的玻璃杯，而是看著「半滿」的玻璃杯。

　　你已經歷過許多困難的時刻，甚至在許多的狀況下，情況可能還會更糟。

　　在當時，是什麼讓你有足夠的力量，成功地堅持下去呢？

如果身體有某個部位或是某個區域感覺起來非常好或是非常舒服，也可以作為一個資源。

開始練習

1. 讓自己扎根並且歸於中心，觀察呼吸流進、流出。現在去回憶：
- 一次美麗的相遇。
- 一次令你印象深刻的大自然體驗。
- 一個你最近收到讓你充滿喜悅的訊息。

2. 當你想到或是和這個經驗、這個力量來源建立連結，感覺看看你身上發生了什麼變化。

　　舉例來說，感覺看看你的呼吸如何變得更加放鬆和飽滿，或是看看你的姿勢、肌肉的張力、對於溫度的感受、臉上的表情，有什麼改變。

3. 停留在你的記憶、你的力量來源，以及與它連結的感受。眼睛可以張開或閉上，感覺看看你的身體有哪個部位覺得舒服、放鬆、開闊、溫暖或是愉快。

給自己多一點時間，讓這個新的身體感受可以深化、擴張。

你可以再進一步支持這個感受，將一隻手或是雙手放在身體上讓你感受到這個變化的地方，持續地把注意力放在身體的那個部位。

如果可以的話，帶著同樣的注意力，將手移動到身體其他已經放鬆的區域。

在日常生活中，在自我療癒之前或是過程當中都可以，偶爾試著去和你的資源建立連結。

舉例來說，如果你已經有好幾次在肚臍周圍，對腹部產生深刻而又舒服的感覺，你可以記住這一點，然後在困難的情境來臨時，把注意力放在你的腹部上。

練習 4　感覺身體的下半部

坐姿、躺姿、站姿　　　　　　　　2 ～ 5 分鐘

開始練習

　　把注意力帶到身體的下半部，讓自己保持扎根、歸於中心，並且感覺你的雙腳、雙腿和骨盆與薦骨的連結，對於你下半身組成部分保持覺察。在練習的過程中，讓呼吸的連結保持流動（吸氣和吐氣之間不要有停頓），並且輕輕地將下顎內收。

1. 感覺你的雙足，以及雙腳所接觸的地板或是其他表面。你的雙腳覺得輕盈或是沉重、溫暖或是冰涼、充滿空間或是受到侷限呢？將雙腳的重量都交給地面。

2. 感覺你的雙腿，以及雙腿透過足部和地面的連結。你的雙腿覺得輕盈或是沉重、溫暖或是冰涼、充滿空間或是受到侷限呢？將雙腿的重量都交給地面。

3. 感覺整個骨盆，並請留意：
   - 骨盆在哪裡觸碰到外在的平面？
   - 骨盆的哪個部位觸碰到它靠著休息的地方，又有多少重量加諸於其上？
   - 骨盆的左半部和右半部。
   - 位於中央的恥骨和恥骨聯合（symphysis）。
   - 連接脊椎和骨盆的薦骨。
   - 整個骨盆區在空間上的三維向度。

現在，再度感覺你的骨盆和雙腿、雙腳以及整個地面的連結。有意識地交出你的重量，將你的信任交付給大地。

保持在呼吸的流動裡，嘴巴微微地張開。

- 你如何感知自己的身體結構？
- 你對於你的皮膚、肌肉、骨頭、關節有什麼感受？

當你的經驗與日俱增，你將能夠分辨身體的各個層面，並且返回「整體式的身體覺知」（見第102頁）。

4. 再一次將你的注意力帶到薦骨，剛剛你已經在骨盆的部位透過觸診去感覺它。對於「薦骨」這一整塊骨頭結構保持覺察，去感覺和薦骨相連結的平面：

- 往上到脊椎，到下腰椎（lowest lumbar vertebra）（腰骶關節，lumbosacral joint，L5-S1）。
- 側面到髂骨。

5. 當你能夠整體式地感知骨盆，便能同時感覺到整個骨盆內部、坐骨、髖部、雙腿，以及雙足。

繼續保持扎根、歸於中心、保持覺知，你想要在這裡停留多久都可以。最後，做幾次深呼吸，也許做一點伸展或把身體挺直，然後再打打哈欠。

應用篇　第二階段

練習 **5**

感覺薦骨、脊椎與枕骨的連結

坐姿、躺姿，若是想要站姿也可以　　　　**2 分鐘**

　　薦骨、脊椎與枕骨的連結，在頭薦骨系統裡有著絕對的重要性。硬脊膜包覆並且保護延髓，在頸椎第二節、第三節（C2 / C3）的位置和枕骨大孔連接，此外也和薦骨（S2）連接。頭薦骨韻律就透過枕骨、結締組織和硬脊膜，一路往下傳遞到薦骨及骨盆。

　　寰椎（atlas，第一節頸椎）往上指向頭部，連同枕骨髁（occipital condyles），一同構成了寰枕關節，形成了通往顱骨及顱底的骨頭連接處。

　　如果硬脊膜有任何阻滯，可能會限制顱內薄膜的動態，進而限制整個顱骨的運動。

　　薦骨和枕骨有許多額外的副交感神經纖維。當你聆聽、觀察、溫柔地碰觸這些區域，你的副交感神經系統就會得到強化。

開始練習

　　把注意力帶到骨盆和薦骨，就像前面的練習所做的，讓自己扎根並且歸於中心。

1. 對骨盆進行觸診，尤其是薦骨這裡。你覺得它是輕盈或是沉重、溫暖或是冰涼、充滿空間或是有所侷限？讓薦骨的重量往下沉，繼續讓你的呼吸自由流動，並且將下顎輕輕地內收。

2. 在你觸診薦骨的時候，開始慢慢地把注意力帶到腰椎，一節一節地

往上。給自己足夠的時間去感覺每一節脊椎骨，一次一節。腰椎之後，你會來到胸椎，檢查每一節胸椎，最後是每一節頸椎。確定你給第一節頸椎額外的時間，這樣，你才能好好地感覺、進入這個區域。

3. 現在，對你的枕骨進行觸診，就在後腦勺一帶、顱骨的下緣。如果你在這個區域感覺到任何緊張，就微微地張嘴，把緊張不安隨著吐氣丟出去。現在，你的薦骨、脊椎、枕骨有什麼感覺？有沒有哪個地方感覺起來是輕盈或是沉重、溫暖或是冰涼、充滿空間或是受到侷限？

4. 現在，感覺整個骨盆，包括雙腿和雙足（穩穩地扎根），以及薦骨、脊椎、枕骨、整個頭部。再一次，為了實實在在地感覺這個區域，給自己多一點時間對第一節頸椎進行觸診，因為這是通往顱骨的道路。

　　現在，感覺你自己是完整的、立體的、屬於空間的。將所有的重量往下放掉，毫無緊張地在這種整體式的身體覺知當中，多停留幾分鐘。

練習 6	感覺胸腔和肩頸部位
	保持扎根、歸於中心、建立連結 坐姿、躺姿，若想要站姿也可以　　　2 ～ 5 分鐘

開始練習

現在，我們將上肢包括進來：

1. 就像之前的練習，對你的骨盆、薦骨和脊椎保持覺知，讓自己扎根並且歸於中心。

2. 和骨盆與薦骨保持連結，慢慢地將內在的注意力往上帶到脊椎。

3. 當你來到胸椎，花點時間去觸診每一根附著在脊椎側邊的肋骨，包括肋弓。去覺知整個胸腔，當你吸氣的時候，它是怎麼擴張；當你吐氣的時候，它是怎麼收縮。

4. 感覺一下胸廓骨組織的前側，包括兩根鎖骨（clavicles）。對於胸廓後側的骨組織也要保持覺知，包括兩片肩胛骨（scapulas）。也去觸診你的兩隻手臂和手掌，一路往下直到指尖。

5. 把所有的緊張都釋放掉。對整個胸腔以及肩頸部位進行觸診，包括頸椎、枕骨或是後腦勺：

   ● 上述的各個部位，感覺起來如何？

   ● 有沒有哪個地方感覺起來輕盈或是沉重？

   ● 有沒有哪個地方感覺起來溫暖或是冰涼？

   ● 有沒有哪個地方感覺起來空間開闊或是有所侷限？

   ● 有沒有哪個地方感覺起來特別舒服？

　　將整個區域感覺成同一個單位。有意識地將你的重量往下放掉，繼續讓呼吸自由地流動，並且把下顎輕輕地內收。

　　藉由你的內在注意力，讓整個肩頸區域與脊椎、薦骨、骨盆及雙足保持連結，讓自己扎根並且歸於中心。

　　現在，感覺自己從頭到腳是一個整體、一個三度空間。在這樣整體式的身體覺知中多停留幾分鐘，然後你可以輕輕地伸展、挺直身體，或是打個哈欠來結束這個練習。

練習 7　感覺身體的個別部位

坐姿、躺姿，若想要站姿也可以　　30秒～5分鐘，依據不同的身體部位而定

　　在前面的練習中，你已經聆聽過呼吸的進出，試著保持扎根和歸於中心，同時去感覺了你的骨盆、脊椎、肩頸、以至於頭部這幾個區域。

　　現在，我們要離開整體式的身體覺知，把注意力帶到你選擇的個別身體部位。

開始練習

1. 扎根並且歸於中心，讓呼吸自由地流動。

2. 去觸診，比如說，你的手臂和手掌、雙腳和雙足，你的骨盆，包括薦骨，以及其他的身體結構，諸如胸骨、顎關節或是橫膈膜。

練習
8
感覺個別的器官

坐姿、躺姿　　　　　　　　　　　　每個器官 1 ～ 5 分鐘

藉著這個練習，你可以擴大覺知，將你的注意力導向個別的器官。你可以自己選擇，看是要觀察你的肝臟、膽囊、胰臟、子宮或前列腺、肺葉、或是心臟。

溫柔地觸碰這個身體部位，帶著意識去接觸並且邀請空間，當你在加深該器官的放鬆程度時，同時也深化了你的觀察與感覺能力。

頭薦骨執行師能夠針對身體的器官，進行一次或是多次的療程。

放鬆身體的個別部位

練習 **9**

坐姿、躺姿，
若想要站姿也可以

1～5分鐘，或是更久

　　根據美國心理學家威廉・賴希（Wilhelm Reich）的說法，身體的七個部位（眼睛、嘴巴、脖子、胸部、橫膈膜、腹部、骨盆），有著不同的生理功能，也有著不同的「心理－情緒主題」（psycho-emotional topics）。和緊張的身體部位相比，當自由的身體部位彼此連接在一起，更能夠讓生命能量在體內盡情流動。我們自發性的表達、創造力和喜悅，會因爲身體個別部位之內以及之間的緊張，獲得支持或是受到妨礙。

　　潔妲・包耶森（Gerda Boyenson）將身體由腹部、胸部延伸到喉嚨、嘴巴、到眼睛的這條線叫做「認同管道」（Id channel）或是「它管道」（It channel，這個管道負責表達「它」，即我們的原初個性），而約翰・E・優普哲則稱之爲「表達大道」（avenue of expression）。

這些覺察和感知練習具有下列功效：

- 直接或間接地支持器官和腺體的功能。
- 感覺身體的整體性。
- 鬆弛肌肉骨骼系統。

　　在神經學以及內分泌的層面上，「腹腦」會讓「頭腦」知道身體

開始越來越放鬆了，這對於不同的身體功能都有正面的效果。

　　經常地練習，多一點耐心，你將能夠開始分辨、察覺身體的不同層面，比如說，皮膚、結締組織和肌肉、或是骨頭。在個別地感覺它們之後，再重新和你整體式的身體覺知建立連結。

開始練習（適用於所有身體部位）

　　用我們的雙手，溫柔地觸碰、和緩地趨近個別的身體部位，能為它們帶來更多空間與開放性，並且增加身體的覺知。

　　將一隻手或雙手放在你所選擇的部位，你可以放鬆單個或是多個身體部位。下面的指示會告訴你該怎麼從腳到頭，一步一步地放鬆；如果你要反過來進行也可以。之後，你就會知道該怎麼連結這些部位。

1. 用放鬆的雙手，溫柔地碰觸你選擇的身體部位。手掌和手指要盡可能地觸碰到整個區域，就好像你的手願意跟下面的組織融合在一起，以致手掌、手指、手腕一點緊繃感都沒有。偶爾可閉上你的雙眼，把注意力導向內在。

2. 讓輕柔的觸碰為組織的內部帶來空間，而你的手掌與手指的溫度，則能同時放鬆該部位的表層以及內部。

　　● 這個區域摸起來有什麼感覺？

　　● 當你多次地將呼吸帶到這個部位，有產生什麼變化嗎？

　　● 你的雙手下面有什麼感覺？

　　● 這樣的觸碰從內在感覺起來如何？

身體的緊繃沒有辦法被侵入性的、操作性的技巧所打破，但是會被

有意識的觸碰軟化、消解。只要接受身體的緊張，把它視為一種自然的限制，然後帶著有意識的觸碰靜靜等待，直到雙手下面的組織自己放鬆。

放鬆身體的個別部位以及它們的連結處，就好像放鬆結締組織一樣（請見第三階段，第149至162頁），是這裡所描述局部療癒的重要延續。關於觸摸的品質以及這些放鬆對身體具有哪些效果，你可以在第三階段看到更進一步的說明。

<table>
<tr><td>練習
10</td><td>**觸碰骨盆**
坐姿、躺姿</td><td>1～5分鐘，或是更久</td></tr>
</table>

　　將雙手的手掌放在骨盆上。如果你只用一隻手，讓整個手掌橫越骨盆。用兩隻手是比較好的。用兩隻手擺出一個 V 字型：小指頭放在鼠蹊的位置，指尖位於恥骨上方，這麼一來，就能夠在最大的範圍內接觸到骨盆的表面。

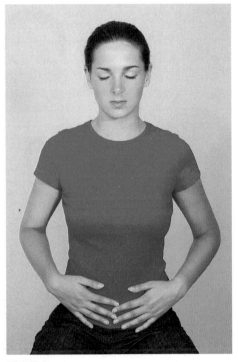

觸碰骨盆

11 觸碰腹部

坐姿、躺姿　　　　　　　　　1～5分鐘，或是更久

　　將雙手的手掌放在肚子上。大拇指直接放在肋弓下方，手指頭可以稍微張開，盡可能地和腹部表面有最大範圍的接觸。一旦你已經對腹部進行觸診，並且放鬆這個地方的組織，你就可以自行斟酌改變你的手位：

- 稍微低一點，往骨盆的方向移動。
- 稍微高一點，將大拇指的表面放在肋弓上。
- 往兩側移動（讓兩隻手彼此遠離），這麼一來，你可以在你的雙手之間感覺整個腹部，並且讓腹部擴張，為它帶來更廣大的空間。

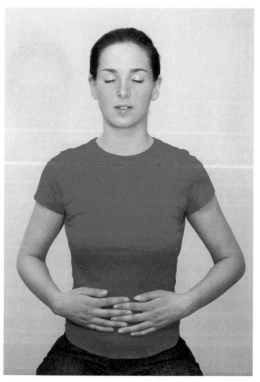

觸碰腹部

<table>
<tr><td>練習
12</td><td colspan="2"># 觸碰橫膈膜</td></tr>
<tr><td></td><td>坐姿、躺姿</td><td>1～5分鐘，或是更久</td></tr>
</table>

練習
12

觸碰橫膈膜

坐姿、躺姿　　　　　　　　1～5分鐘，或是更久

橫膈膜位於肋弓的下半部，包括了太陽神經叢，有著獨特的重要性（見「放鬆肋弓」，第58至59頁），是上半身和下半身交會的地方。通常當我們的身體想要消除骨盆或是肩頸部位的不平衡，就會透過橫隔膜來進行。

將雙手的手掌水平地放在下肋弓，手指可以微微地張開，相互交錯，或是讓中指的指尖互碰，如右圖所示。這麼一來，你就會觸碰到腹部的上方。感覺雙手之下呼吸起伏的韻律，並且邀請空間。這麼做的時候，讓你的肩膀和脖子放鬆。嘴巴微微地打開，藉著吐氣，把所有的緊張都吐出去。

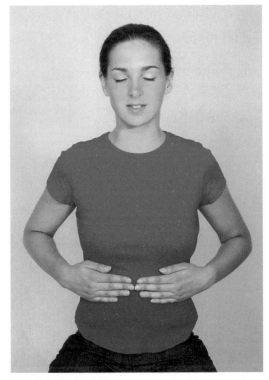

觸碰橫膈膜／下肋弓

應用篇　第二階段

93

練習
13 ## 觸碰胸部

坐姿、躺姿　　　　　　　　　　　1～5分鐘，或是更久

1. 將雙手的整個手掌放在上胸腔。如果你只用一隻手，讓這隻手的整個表面，水平地橫越胸骨。隔著衣服，使用雙手和手指頭，溫柔地與胸部的皮膚及組織建立連結。

2. 藉著增加觸碰的強度，與骨頭建立連結，包括肋骨和胸骨。你和這個部位的連結狀況是否良好？你是不是也能從內部去感覺這個區域呢？

3. 藉著多一點的練習，以及稍微再重一點的碰觸，你也能夠開始感覺肋弓背後的部位。重複做幾次深呼吸，將氣息帶入胸部，便能爲這個部位提供額外的放鬆。

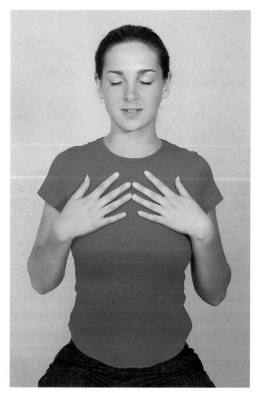

觸碰胸部

<table>
<tr><td>練習
14</td><td>## 觸碰喉嚨和頸部</td></tr>
</table>

坐姿、躺姿　　　　　　　　　1～5分鐘，或是更久

　　將雙手溫柔地放在喉嚨和脖子一帶，手掌的接觸面積越大越好。讓兩個手腕持續地靠在一起來增加穩定性，這樣，你就能夠從容地、平均地進行觸碰。手掌和手指要盡可能地去碰觸喉嚨和脖子的表面。

當你的雙手毫無壓力地建立起連結，就給予整個接觸的部位更多的空間。喉嚨和頸部這個部位尤其需要空間（和其他身體部位相較，它又長又窄），我們必須要對自己的碰觸多多留心，避免對這個部位造成壓迫。

　　閉上雙眼，感覺位於兩手之間的頸部，然後邀請空間。將你的肩頸部位放鬆，嘴巴微微張開，藉著吐氣把緊張都吐出去。

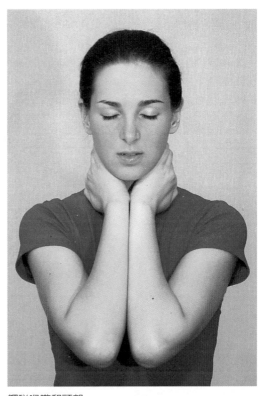

觸碰喉嚨和頸部

應用篇 第二階段

95

練習
15

觸碰嘴部

坐姿、躺姿 　　　　　　　　1～5分鐘，或是更久

將你的無名指、中指、食指放在嘴巴的周圍。如果你雙手並用，就不會用到小拇指，而無名指的指尖會碰觸到嘴巴的上方。讓指尖盡可能地碰觸到你的雙唇和嘴巴周圍的皮膚，溫柔地進行，不要施加任何壓力。現在，給予整個接觸的部位更多的空間。將下顎輕輕地內收，嘴巴微微地張開，將氣從放鬆的嘴唇吐出去。

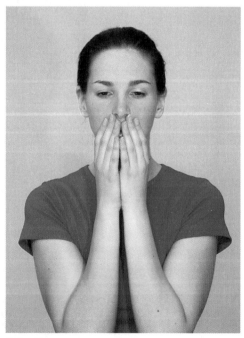

觸碰嘴部

練習 16　觸碰眼部

坐姿、躺姿　　　　　　　　　　　1～5分鐘，或是更久

在每天的生活當中，眼睛執行了重要的控制功能。觀看是一種聚焦的行動，眼睛帶著專注進行觀察，就像是潛行的獵人。這就是為什麼生物能量學（bioenergetics）以及視野練習（vision exercise），總是在眼睛這個區域工作。藉著閉上我們的眼睛，溫柔地觸碰眼睛的周圍，然後向內聆聽，通常僵硬的、緊繃的眼部周圍就會自行放鬆。閉上眼睛，將你的凝視導向內在，然後去觀察。這是一種最簡單、也是最古老的靜心冥想方法。

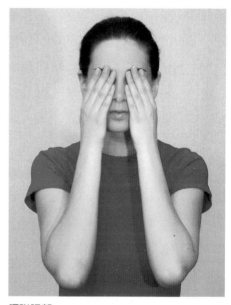

觸碰眼部

開始練習

將手指頭的表面放在閉起來的眼睛上面，覆蓋住大部分的區域。食指、中指及無名指的指尖放在眉毛上，或是稍微高一點也可以。你也可以把手掌放在眼睛上──看看哪個方式感覺起來比較舒服。在眼睛的下方，輕輕地觸碰顴骨（zygomatic bone / os zygomaticum）。不要觸碰眼球。讓眼球輕輕地縮進眼窩，將這個部位的壓力都釋放出去。

練習 17　連結並且放鬆身體部位的連接處

坐姿、躺姿　　　　　　　　　　1～5分鐘，或是更久

　　在你仔細地感受、放鬆個別的身體部位之後，同時運用你的雙手，各自去接觸不同的身體部位或是身體部位的連接處。身體部位的連接處——那些連結兩個身體部位的地方——特別值得我們的關注。一個連結處的平衡狀態以及開放程度，決定了這個區域是分開的，或者是和其他部位相連。

以下方式可以同時連結或是放鬆身體的兩個部位：

● 由下而上，從骨盆開始，接著是腹部（變換手位的時候，將下面的手移到下一個身體部位，這樣，雙手就會持續地交替往上移動）。

● 保持其中一隻手與某個身體部位的連結，而第二隻手去觸碰下一個部位或是部位的連接處。

● 記住哪個部位讓你覺得最舒服。把一隻手放在上面，另一隻手則直接放在該部位的下面或上面。從這個點，身心的安適感便能往上、往下擴張。

　　我建議採取由下而上的順序，但是你不一定要依照任何固定的順序。用一隻手觸碰某個身體部位或是連接點，然後依照直覺用一隻手觸碰下一個部位。

　　試著把意念專注在：觸碰的品質、雙手和身體部位清晰而且溫柔的連結。當你在聆聽的時候，給予空間，並且邀請擴張。感覺呼吸的律動，放鬆下顎，釋放所有的緊張。

　　當你同時放鬆沒有直接相連的兩個身體部位，偶爾也要把注意力帶到這兩個部位中間的區域：

- 這個區域有什麼變化嗎？如果有，是什麼變化、怎麼發生的？
- 你可以感覺到你所觸碰的兩個部位之間的連結嗎？

應用篇　第二階段

練習 **18** 平衡脈輪
坐姿、躺姿　　　　　　　　　1～5分鐘，或是更久

　　當你在接觸和放鬆身體部位及其周邊的同時，也是在和主要的身體構造對話，像是生殖腺、腎上腺、太陽神經叢、胰腺、胃、胸腺、甲狀腺、腦垂體和松果腺。

　　這些部位直接地連結脈輪（chakras，梵文的意思是「輪子」），或是靠近脈輪，因為這些振動能量的轉化中心，能量才能在身體、環境和宇宙之間進行交換。

　　觸碰和放鬆以下這些部位，同時能夠調和脈輪，也就是我們身體的七個「以太能量中心」（etheric energy centers）：

- 位於骨盆的海底輪(1)。
- 位於腹部／肚臍的丹田(2)。
- 位於肋弓／橫膈膜之下的太陽神經叢(3)。
- 位於胸部的心輪(4)。
- 位於喉嚨／頸部的喉輪(5)。
- 位於眼部、兩眉之間的第三眼(6)。
- 位於頭部最高處或頭頂的頂輪(7)。

　　當你療癒身體局部的時候，也會調和身上同一部位的脈輪。舉例來說：

1.扎根並且歸於中心，首先你觸碰骨盆─腹部（丹田）的連接處。

2. 接著是肋弓／橫膈膜（太陽神經叢）。

3. 接著是胸骨和胸腔（心輪）。

4. 然後是眼睛和額頭（第三眼）。

5. 然後是矢狀縫（頂輪）。

　　在療癒身體局部的時候，可以將雙手放在同一個脈輪上來強化療癒，或是同時在各個脈輪使用不同的手位。

整體式的身體覺知

感覺身體的整體性
坐姿、躺姿，若想要站姿也可以

任何時間長度皆可

　　不管你進行的是第一階段、第二階段或是第三階段的練習，首先都要將注意力導向那些讓你覺得愉悅的身體部位。

　　深呼吸常常能夠促進局部的放鬆，然後再擴展到其他的身體部位或身體層面。

　　感覺漸漸鬆開的身體部位，它們並非孤立無援，而是整個身體的一部分。讓你用來作為資源的身體部位更加地擴張，並且享受這種整體式的身體覺知。

　　以這種方式，重要的神經結構，像是記錄、記憶興奮與恐懼的杏仁體（corpus amygdaloideum），就會學著進入深度放鬆，並且釋放壓力。感覺整體並且連結內在資源，我們便能在自己的中心安歇。在那裡，我們末梢神經的驚慌感應器都關上了，不需要再進行任何防衛。

　　藉著持續的練習，你將會發現要在「個別身體部位的細微覺察」以及「整體式的身體覺知」之間做出轉換，變得越來越容易。

平衡頭薦骨系統的25個練習

促進自體調節和深度放鬆

在這個階段，大部分的自助練習以坐姿或躺姿進行。為自己進行觸診和療癒，就像接受專業頭薦骨執行師的調理一樣，可以支持你的頭薦骨系統。

就大多數的情況而言，在自我療癒過後，頭薦骨韻律以及品質，通常都會變得比較不受侷限，並且能獲得更多的平衡。這能夠促進自體調節，並強化身體的自癒力。

為了讓以下的頭薦骨練習達到最理想的放鬆效果，請參閱本書的「在壓力與放鬆之間，取得平衡」（第19至22頁）以及「自我療癒的重要原則」（第32至45頁）。

如前所述，我建議你進行第一階段和第二階段的練習，作為前置準備。

如何自我觸診？

相信你的雙手以及你的感覺，你會重新發現你的雙手，它們就像是一部敏感的儀器，會隨著你的每一次觸診而獲得調整和改善。

藉著下面的練習，我們會和身體緩慢的韻律進入共鳴，同時訓練

一種不帶批判的覺察能力，如此，我們才能夠體驗意識的自然擴張。

　　如果你一開始觸診的時候沒有感覺到頭薦骨韻律，就再給自己多一點時間。聆聽的時候，如果你的雙手完全放鬆且不抱任何期待，通常頭薦骨韻律就會開始變得明顯。你甚至不需要集中注意力。

　　一開始，有幾秒鐘時間，你可能會感覺到緩慢、細微的律動；如果沒有，那就簡單地享受放鬆的感覺吧！

　　你越是常常、或者是花越多時間為自己觸診，你就越能夠感覺，而覺察的細微程度也會隨之增加。

| 練習 1 | ## 覺察並且分辨身體的韻律
坐姿、躺姿
坐姿：雙手放在大腿上
躺姿：雙手放在骨盆兩側 | 5 ～15分鐘，或是更久 |

開始練習

1. 如果你是坐著，將雙手溫柔地放在大腿上。如果你是躺著，就將雙手放在骨盆兩側。在這裡，不要施加任何壓力，只要與雙手底下的感覺建立連結。感覺雙手的重量，還有前臂、手臂及肩膀的肌肉。將身體的重量，包括骨盆、雙腿和雙腳的重量，都往下放到地上，盡可能地將身體的緊張釋放出去。讓自己扎根並且歸於中心，閉上雙眼，向內聆聽。在接下來的幾分鐘，保持靜定，只要讓呼吸自由地流動。慢慢地收下顎，透過微微張開的嘴巴來吐氣。

2. 把全部的注意力帶到手上，感覺雙手和大腿或是骨盆的接觸區域。將觸碰的力道通通放掉。在連結的狀態下，不需要有任何壓力，甚至還可以讓觸碰再變得更溫柔一些。透過覺知，讓你的雙手和所觸碰的部位合而為一，就好像它們可以融入大腿或是骨盆兩側，變成同一個單位。

   或者，你也可以反過來進行：讓你的觸碰更加地輕柔，邀請手掌底下的組織，朝著你的雙手延伸、擴張。

3. **呼吸的韻律：**將你的注意力帶到呼吸，看著呼吸自行在你的身體流入、流出，形成了呼吸的韻律。不要試著去改變呼吸，只要保持注

意，觀察它的移動。花一點時間，跟隨著呼吸的韻律，看看有沒有什麼東西出現、或是得到發展。

● 你在身體的哪個部位感覺到呼吸的韻律？

● 吸氣的時候，你的肩膀是否稍微提起，吐氣時則是再度落下？呼吸有沒有讓你的軀幹結構產生移動，包括骨盆？

● 你有沒有同時在身上的許多部位，或者只有在你的雙手和身體接觸的地方，感覺到呼吸流動的韻律？

4. **細節的覺知訓練**：你可能很難用雙手去覺察呼吸的韻律，然而，你可能會感覺到溫暖、擴張、沉重或輕盈的感覺。或者，你可能會感覺到「療癒脈動」（見第124頁），比如肌肉的抽動，或是某種跳動或脈動。只要觀察，然後繼續將全部的注意力放在雙手所碰觸的地方，不要改變任何事情。

5. **心跳**：將注意力帶到你的心跳：

● 你在哪裡感覺到心跳？

● 在胸部的左側，或是更靠近中間一點？

● 在前臂或是手腕上？

● 在喉嚨一帶或是頸部？

● 你有沒有在雙手碰觸的位置感覺到心跳？

你可能偶爾才會感覺到心跳。請就這樣被動地享受一番，在這種靜定的感覺裡多沉浸幾分鐘。你已經很放鬆了，觀察你的手溫柔地進行觸碰，不帶任何壓力，甚至讓自己再把力道放得輕一點。

6. **呼吸與心跳**：也許，你可以同時感覺呼吸律動和心跳。你可以訓練自己，有意識地把注意力慢慢地、輪流地先帶到呼吸的律動，之後

再帶到心跳──或者是同時感覺呼吸與心跳。

7. **頭薦骨韻律**：把你的注意力帶到身體裡頭一種緩慢、細微的運動。在你的大腿或是骨盆兩側，你可能會感覺到一種極小的擴張感，就好像你的細胞慢慢地、持續地向外轉，進行一種輕盈的外旋運動。這樣，外旋的動作通常會跟著另一個內旋運動，而這樣緩慢的節奏有可能會突然暫停一下，接著再朝同樣的方式移動。或者也有可能在暫停之後，這樣的韻律會讓細胞朝著相反的方向運動。

   在骨盆的兩側，這緩慢的外旋運動感覺起來會像是橫向的擴張，好像骨盆內部的容量正在增加。另一方面，內旋的運動則是將大腿，甚至會將髂嵴（iliac crests）帶往身體中央，感覺起來就好像是骨盆內部的容量正在縮小。這細微的運動就是頭薦骨韻律，每分鐘會進行六至十二次的循環，緩緩地就像是潮汐的起落。當你在傾聽身體的時候，沒有什麼要達成的目標。多給自己一點時間去訓練雙手的覺知。

8. **呼吸律動、心跳和頭薦骨韻律**：現在，讓你自己和你體驗過的個別身體韻律相逢，只要觀察，不要判斷，不管那是呼吸的律動、心跳或是頭薦骨韻律。你越是常常進行這個練習，就會有越多的感覺。此外，你也會覺得要有意識地、輪流地把注意力導向呼吸（每分鐘大約十六次）、心跳（每分鐘大約七十至九十次）和頭薦骨系統（每分鐘大約六至十二次），變得更加容易。只要透過一些練習，便能夠輪流或是同時感覺到這些不同的律動以及身體的韻律，也會讓傾聽它們變得越來越容易。

9. 結束練習的時候，慢慢地把你的感知從組織內部帶回來，直到你

應用篇　第三階段

可以感覺你的皮膚或是雙手下面的衣物。做幾個深呼吸，張開眼睛，去感覺周圍的環境。慢慢地把雙手鬆開。

10. 現在，給自己足夠的時間，溫和地、愉悅地伸展一下，拉直身體，打打哈欠。張開你的眼睛，回到日常生活：

● 現在，你的整個身體有什麼感覺？

● 在做完練習之後，有什麼不一樣嗎？

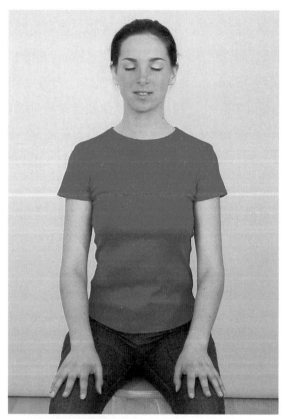

在大腿上聆聽身體的韻律

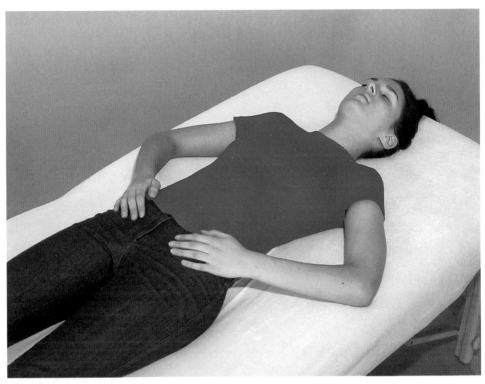

在骨盆兩側聆聽身體的韻律

慢慢地走幾步路：

● 你的內在有沒有發生什麼變化？

● 你的步態有沒有變得不一樣？

● 就感官而言，你有沒有察覺到任何外在的變化？有的話，是什
　麼樣的變化呢？

◆ 應用篇 ◆ 第三階段

練習 2　傾聽頭薦骨韻律

坐姿、躺姿　　　　　　　　　　　5～15分鐘，或是更久

關於雙手放在大腿或是骨盆兩側的位置、觸碰的品質、以及自我觸診的操作，就像在「覺察並且分辨身體的韻律」（第105頁）中所描述的。這個練習是聆聽頭薦骨韻律、甚至是更緩慢的律動，最佳的入門練習。

放鬆地聆聽以及對於身體與日俱增的細部覺知，會讓你能夠更容易、也更精準地觀察頭薦骨韻律，以及它不斷變換的律動品質。

之前，我們已經練習過覺察、分辨不同的身體韻律，下面的說明能夠幫助你擴張、深化你的覺知。

細部洞察力的訓練

你可能沒有辦法立刻在手上感覺到頭薦骨韻律，而是會先感覺到你的呼吸或是心跳。只要保持注意，不要做出任何改變。

- 你在身體的哪個地方能夠感覺到呼吸的韻律？
- 在哪邊有特別強烈或是特別輕盈的感覺——是在雙手觸碰的地方感覺到的嗎？
- 它的速度有任何改變嗎？
- 你有沒有在你的雙手或是身上，感覺到一種與呼吸的韻律平行、但是更緩慢的律動？
- 除此之外，你還感覺到什麼？

- 你雙手底下的組織，觸摸起來是什麼質感？
- 感覺起來是溫暖還是清涼？
- 一會兒之後，它有沒有一點顫動？
- 有沒有變軟？
- 你有沒有感覺到身體的連結、能量的流動？你能感覺自己是一個整體嗎？

藉著和皮膚、結締組織與骨頭的連結，你還能將覺知的領域擴展到腦脊膜、脊椎和腦脊髓液。這麼做，能夠自動地支持和促進你和頭薦骨韻律之中緩慢潮汐運動的接觸。

當你在觸診的敏感度上更加精進的時候，你可能會發現練習中所建議的次序，變得不是那麼重要了：一開始，你先進行廣泛的覺察；接著，便可以依照自己的喜好來深入練習。

在頭部聆聽頭薦骨韻律

找一個平台，譬如桌子，讓手肘可以舒服地支撐頭部的觸診，這樣，你的上臂可以作為支撐，雙手便能溫柔地碰觸頭部。確定這個平台不會太高或太低。你也可以用書本或是摺起來的毛巾，幫忙調整高度。

如果要在沒有上述平台的情況下對頭部進行觸診，也是可以的，但有個前提，比如說，你已經藉著第一階段、第二階段的練習讓自己扎根並且歸於中心，也已經把肩頸一帶不必要的緊張都釋放了。你的

呼吸應該要能夠自由流動，這能幫助你用一種放鬆的方式對骨盆、肩頸進行觸診，而沒有任何壓力。

　　下面的照片示範觸碰額骨，你也可以在顱骨不同的部位去感覺頭薦骨韻律以及緩慢的潮汐運動。關於這一點，在第163至168頁，以及173至188頁，會有詳細的說明。當你在練習的時候，以下的圖解和照片能夠幫助你，讓你在觸碰和聆聽上變得更加精準。

觸碰額骨，感覺頭薦骨韻律

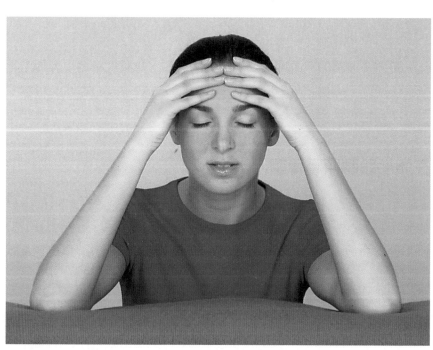

以手肘支撐

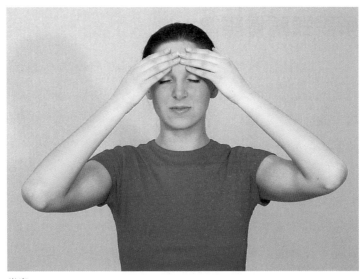

坐姿

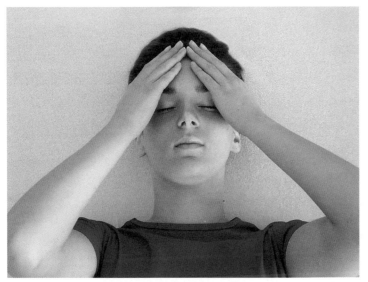

躺姿

解說頭薦骨韻律

到目前為止，我都沒有對於身體的頭薦骨韻律進行全面的解說。我之所以這麼做，是希望你盡可能不要帶著偏見去體驗前面的觸診練習，並且相信你自己的感受。現在，既然你已經對觸診有一些概念，我們就可以更進一步來觀察頭薦骨韻律，以及更緩慢的潮汐運動。

關於頭薦骨韻律如何發展，有許多解釋的模型。其中一些以生物機械功能學派（biomechanical functional）的論點作為背景，另一些則是採取能量生物動力學派（energetic biodynamic）的觀點。許多懷疑論者持續地質疑頭薦骨韻律或是顱骨的運動，但是過去四十年來，這個韻律一再地以各種不同的方法被測量出來。即便是在靜止點（此時，頭薦骨韻律會停止大約三十秒至四分鐘）當中發生的血糖變化，都能夠被驗證出來。

一般人經過練習，便能夠觸診頭薦骨韻律。當數個頭薦骨執行師同時在一個人身上觸診，關於這個人的身體狀況，他們的回饋通常有著令人驚訝的一致性。如果你想了解更多關於專業頭薦骨療癒師的療癒程序，可以參考第210至211頁，或是我的參考書《頭薦骨韻律：一種溫柔的身體療癒》，以及其他列在附錄中的進階資料。

新的腦脊髓液持續地在四個相連腦室的脈絡叢被分泌出來，這個液體被導入位於枕骨一帶、第四腦室的外腦池（outer liquor cisterns）。有個理論說，腦脊髓液的累積，導致腦脊髓液的壓力升高，因此使得腦脊膜延展，連帶地也延展了直接和腦脊膜連接在一起的顱骨，尤其是顱縫的部分。在脊膜的薄膜系統當中，腦脊髓液在硬

脊膜內部沿著脊椎往下散布，直到薦骨。

　　我們能夠在顱骨、脊椎和薦骨感覺到頭薦骨韻律，也能夠在骨頭和肌肉以及遍布全身的結締組織中感覺到它。

頭薦骨韻律的律動和品質

　　先進的解剖學家和傳統的執業醫師，以及頭薦骨執行師和骨療師（osteopath）都同意，在成長的過程中，顱縫不見得一定是牢牢地黏在一起，而是微微地運動著，像是頭薦骨韻律。這些律動的幅度僅僅在幾個微釐米之間，透過練習以及耐心，有技巧的雙手便能夠感覺到它。

外旋和內旋／收縮和擴張的律動

　　如果只是爲了一般的自我療癒，你不一定要了解這些術語，但是有了這份了解，可能會爲你帶來一些好處。一旦你涉入這個充滿趣味的領域，它會爲你打開新的視野，通常也會爲你帶來更深入的身體和感官覺知。你會以一種新的方式來認識你的身體，以及身體與生俱來的智慧。觸診這些律動所帶來的了解，能夠讓你發展出對於細節的覺察和辨別能力。

　　當頭薦骨系統內的腦脊髓液壓力增加，我們會察覺到一種擴張，一種變得更充滿、更大的感覺，它會以「外旋」的形式，顯現在與雙手對應的／外在的身體部位（譬如大腿）。當頭薦骨系統裡液體的容量減少，這個緩慢的運動在對應的身體部位便形成了「內旋」。

　　與此相反，頭薦骨系統的充滿和擴張 —— 包括可以在相應的身

體部位感覺到的外旋 —— 被定義爲「中線（mid-line）上各個骨頭的收縮」〔薦骨、枕骨、蝶骨、篩骨（ethmoid bone）、犁骨（vomer bone）〕；而頭薦骨系統的收縮，則被定義爲中線骨頭的「擴張」。這樣的定義，就生物機械學的觀點來看，是由於從顱底檢視其運動而來。

　　這一收縮—擴張的運動，透過枕骨及硬脊膜傳導到整個軀幹，隨後頭薦骨韻律便能在軀幹以外旋或內旋的形式被察覺。

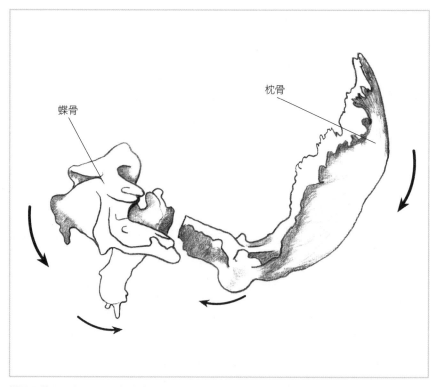

蝶骨和枕骨，以及它們收縮時的動向

頭薦骨韻律的四個最重要品質：

- **每分鐘循環**：頭薦骨韻律每分鐘大約循環六至十二次，比心跳和呼吸的韻律還要慢。你還可能覺察到更慢的律動，見第120至122頁。

- **幅度／範圍**：頭薦骨韻律會在大範圍或是侷限在狹窄的範圍之內，展現出一種「外—內旋」（outer-inner rotation，OIR）的收縮與擴張運動。有些人的收縮運動（外旋）特別明顯，或者是擴張運動（內旋）特別顯著。

- **強度**：有的時候，頭薦骨韻律可能會非常微弱或是極為強烈。頭薦骨韻律的強度，表現了有機體當前的活力，以及自體調節的能力。

- **左右對稱／和諧**：你可以在身體的兩側平均地感覺到頭薦骨韻律，或是在受限比較少的那一邊感覺到比較多的律動。

這些品質在個別身體部位的感覺都不一樣，它們會顯示身體組織是自由的或是受到了限制。頭薦骨執行師便是透過頭薦骨韻律遍布全身的這種關聯性，獲得資訊。

當你的雙手對於頭薦骨韻律變得覺知，那麼就留意聆聽它緩慢的律動。觀察幾個循環，看看上述四個品質怎麼顯現它自己，以及在觸診的過程中，它們是否有任何的變化。

◆應用篇◆ 第三階段

117

　　它們是在觸診、自我療癒、頭薦骨系統放鬆之前、當中或是之後，產生了變化？如果是這樣，它們如何變化？

區別頭薦骨韻律的訣竅

　　頭薦骨韻律可以視為生命力的動態表達。在任何時候，它都有可能會改變律動的方向，而潮汐運動則可能會加速或是變慢。在短暫的停頓或是靜止點之後，兩者可能會同時發生。這感覺起來就像是在另一個內旋運動要開始之前，有兩個外旋運動接連發生。

　　有時候，頭薦骨韻律感覺起來不再流暢，像是突然斷掉了，或是你只能夠在左側或是右側感覺到它。在橫向的外旋─內旋波動之外，你還能同時感覺到縱向的波動，那感覺起來就像是朝著頭部和朝向雙腳的緩慢律動（收縮或擴張）。

　　觸診時，內在的態度和意念：

　　有時候，你可能太想要去達成什麼了，以致會在心智、生理和能量的層面上，製造出微妙的緊張，因而阻礙了你對於頭薦骨韻律的觸診。通常在你感覺到頭薦骨韻律的時候，積極的心智已經棄械投降，只剩下開放、接受性的態度。

　　如果你真的沒有任何感覺，那麼就享受什麼都不做地待一會兒，然後給自己幾分鐘，重新打起精神。你可能會察覺到一些差異，但是不要對頭薦骨韻律做出任何評判。用一種基本上是被動的、注意的、開放的態度來跟隨它，和那細微的、隨時可能產生變化的潮汐運動交手，它們總是會直接地、在當下這個片刻將自己顯現出來。

　　在觸診的時候，對於某些特定的傾向，在心裡做個筆記，比如，

頭薦骨韻律的品質，或者是它的律動是不是變得更大、更清楚、更和諧。

　　頭薦骨的律動是很緩慢的，帶著內在的寧靜以及一些練習，即使是初學者也能感覺到頭薦骨韻律。當你慢下來，帶著耐心聆聽，最能夠感覺到頭薦骨韻律緩慢的律動。

　　許多初學者首次能夠清楚地感覺到這個韻律，都是當他們放棄了希望達成什麼的念頭之後發生的。

　　你的心智態度也會對頭薦骨韻律產生影響。讓你內在的懷疑論者在自我療癒時，暫時休息一下。就像開車、操作電腦或是和寵物一起生活，你也會需要一些時間和耐性。

　　即使這樣的新觀念在剛開始時看起來可能有點奇怪，但是對頭薦骨韻律一定會現身保持信心，然後聆聽你手上的各種感覺。

　　當你的覺知處於一個能夠放鬆、觀察的空間時，最能夠感覺到頭薦骨韻律。你沒有辦法「捕捉它」，而是要讓頭薦骨韻律自己來找你。在你溫柔、放鬆的雙手底下，有什麼感覺呢？

　　你越是練習這些自我療癒和自我觸診，你對於細微韻律的覺察就會變得更敏銳。帶著清晰的意向以及溫柔的碰觸，你便是在支持頭薦骨韻律，不管你目前是不是可以在觸診當中感覺到它。

辨別各種緩慢的韻律

　　大約一百年前，「顱部整骨法」（Cranial Osteopathy）的創立者威廉‧G‧蘇澤蘭（William G. Sutherland）發現了「顱骨呼吸」（cranial breath），也就是每分鐘會進行大約六至十二次循環的頭薦骨韻律，

119

並且將之命名為「原生呼吸機制」（primary respiratory mechanism，PRM），他採用的是生物機械學的解釋模型。在蘇澤蘭生命的最後六年，他注意到一種更緩慢的律動，這個發現擴大並且深化了他的工作。當他在1954年過世之後，他的一些學生進一步地研究這個律動，尤其是羅林·貝克（Rollin Becker）和露比·黛（Ruby Day）。這兩位後來成了美國骨療師詹姆士·S·傑勒士（James S. Jealous）的老師，也就是今日「生物動能顱部整骨法」（Biodynamic Cranial Osteopathy）的代表人物。這一個療癒方法，目前已經被許多頭薦骨療癒學校所採用，也持續地有新的進展。

各種緩慢的韻律／潮汐律動：

- 每分鐘大約六至十二次循環：頭薦骨韻律。
- 每分鐘大約兩到三次循環：中潮（mid-tide）。
- 每百秒一個循環（大約每一點五分鐘一個循環）：長潮（long-tide）。

　　帶著一點耐心，當你觸診到更緩慢的律動時，你就能夠以一種更加具有辨別力的方式聆聽：

　　你的身體越放鬆且越能釋放緊張，就越能察覺每分鐘進行六至十二次循環的頭薦骨韻律。這樣的覺察，通常會發生在一個停頓之後，頭薦骨韻律會短暫地停止，然後又重新開始。以每分鐘大約六次的循環來說，你如果在相應的身體部位感覺到順暢的頭薦骨韻律，大約會有五秒鐘呈現外旋的形式，五秒鐘呈現內旋的形式。如果每分鐘

十次循環的話，大約會有三秒的時間外旋，三秒的時間內旋。

如果你的身體更加地深入放鬆，比如在一次發自內部（自發性的）靜止點之後，你偶爾會發現更加緩慢的潮汐律動。在中潮或是長潮時，身體不會像在頭薦骨韻律之中那樣繞著軸線外旋／收縮或是內旋／擴張。身體變成了一個液態的整體，並且以所謂「吸氣」（充滿、擴張）和「吐氣」（變小、收縮）的方式緩緩移動。

在中潮的層次（每分鐘兩到三個循環），組織的感覺或多或少消解掉了，你所感覺到的就像是細胞正在呼吸。在這種深度放鬆的狀況下，你無法從外部引發靜止點或是更多的放鬆。自體調節機制已經工作到一個程度，使得任何外來的活動都會造成干擾。請如其所是地繼續觀察，看看是不是會有什麼進展。

在深度的放鬆之中，通常在中潮現身了一會兒且變得穩定之後，你就可以開始去觀察長潮，它的一個循環大約要一點五分鐘，其中有五十五秒是吸氣的階段，五十五秒是吐氣的階段。和中潮比起來，長潮的速度相當地緩慢。

對於那些已經享受過好幾次生物動能頭薦骨療法的人，或是對於靜心冥想和深度放鬆有經驗的人來說，要感覺長潮是比較容易的。通常只有在有技巧的執行師爲個案提供了安全的療癒框架和參照點時，你才能辨認出長潮。

在中潮和長潮時都一樣，我會建議你保持臨在和中立，這樣，你才會覺得驚奇、享受，並且去觀察任何在這個片刻將要揭露和發展的事情。

讓觸診變得更加地無爲，讓它成爲一種敏銳而又中立的觀察。即

使是思想和意圖，在面對這些緩慢潮汐律動帶來的敏銳感受時，都會暫時退到一邊去。

這些深層的設定和隱藏的祕密，從來不會屈從於急躁或是暴力，它們只會在溫柔的找尋和觀察之下現身。藉著向內移動，保持靜定，我們便能對自己存在的核心得到洞見。

當我們被生命的氣息觸碰，我們會充滿驚奇，並且會體驗到極大的喜悅與謙虛。

不要批判你自己、你的身體、或是緩慢的潮汐律動。沒有所謂好壞的分別，沒有目標，或是其他必須達成的事。就像中潮和長潮，頭薦骨韻律是生命力量的一種表達。

所有緩慢的潮汐律動都在以一種基本、調節的療癒脈動來幫助神經系統和體液的運作，以之促進新陳代謝與體內平衡的進程。

將所有的韻律視為生命力量的直接表達，因為它們全都支持著自體調節以及自癒的能量。相信你的感覺，給自己多一點時間去傾聽身體中各式各樣的韻律和變化。

隨著你的經驗增長，透過身體裡各種緩慢的律動，你將得到越來越清晰、越來越深刻的感受。不要強迫任何事情發生。

放鬆頭薦骨系統

一個重要的提醒

在你開始放鬆頭薦骨系統之前，這裡有個小提醒：當你感到不舒服或疼痛，或是身體有某些慢性疾病，在沒有事先諮詢過醫師或是自然療法專家的情況下，請不要做這些練習。

這本書中所描述的自我療癒，不能取代專業頭薦骨療癒師的個別調理；然而，它們能夠讓你更熟悉頭薦骨工作，也能夠在兩次的專業調理之間，爲你的放鬆提供支持和補充。關於專業的頭薦骨療癒方案包含了哪些元素，以及能夠爲你帶來什麼幫助，在第210至212頁有進一步的資訊。

如果你無法進行某個練習，或是某個練習讓你不太舒服，就跳到下一個練習。一個小提醒是：在仰躺的練習中，你可以在膝蓋下面放一條捲起來的毯子。這麼做，有助於釋放軀幹的壓力。

觸碰的品質以及正確的手位

就像我們在第二階段提過的，放鬆不是透過施加壓力而發生，而是透過有意識的碰觸，它能邀請更多的空間和擴張。在觸碰顏面和顱部的骨頭時，更是需要特別輕柔，最多只能施予一至三公克的壓力。

正確的位置也很重要，經由練習，你便能夠透過組織的觸診來感覺該部位的功能；換句話說，透過組織來感覺頭薦骨韻律。下面的解剖學圖解及照片，將會幫助你探索並發現正確的位置。

應用篇 第三階段

123

　　由於我們的獨特性，每個人的身體結構——換言之，組織——都是不一樣的。因此，開始的時候只要溫柔地感覺身體的組織，慢慢再去找到正確的位置。這是你的「解剖學實況轉播」：在這個過程當中，你會重新發現你的身體，或是加深你對身體的認識。

　　你越是透過雙手來聆聽身體裡各式各樣的律動，你的敏銳度就會增加，也會覺得在辨別身體各種緩慢韻律的時候，變得更加容易。

　　觸碰能夠活化整個組織裡不同的感覺受體。輕柔的碰觸，會透過感覺神經訊息（sensory nerve message）被傳導至腦部，進而刺激、活化腦部的特定區域。如果觸碰是輕柔的、具有支持性的、愉悅的，那麼，腦部會回饋給該組織的訊息就會像是：「啊！這感覺太棒了！」如果碰觸發生得太快或是太用力，頭腦很有可能會把它當成是一種攻擊，身體會立刻而且直覺地進入一種防禦和保護的姿態，這麼一來便和我們原本的意圖恰恰相反。

　　這就是為什麼所有的碰觸以及對於放鬆的邀請，都要以一種緩慢、溫柔而有覺知的方式來進行。我們希望可以透過愛的碰觸，讓頭薦骨系統放鬆。

　　當你雙手底下的組織開始變得更加地寬廣、柔軟、溫暖或是飽滿，呼吸開始產生變化，或是自發性的嘆息脫口而出，你就知道放鬆來臨了。一旦組織放鬆，細胞記憶會以「療癒脈動」（一種強烈的跳動、脈動、刺痛、冷或熱的釋放、或是肌肉的抽搐）來標誌它。就這樣持續地和組織保持接觸，直到療癒脈動慢慢地消失。在放鬆過後，該組織感覺起來如何呢？

<table>
<tr><td>練習
3</td><td>## 放鬆薦骨</td></tr>
</table>

躺姿，或是坐姿也可以　　　　　　　**每個練習 2～5 分鐘**

　　薦骨是頭薦骨系統裡的「南極」，它的拉丁文 *os sacrum*，意思就是「神聖的骨頭」。放鬆的薦骨，能夠支持整個骨盆的穩定性與骨盆的功能。

這些自我療癒具有下列功效：

- 支持脊椎及整個肌肉骨骼系統。
- 支持從薦骨和枕骨之間的軀幹。
- 促進整個骨盆區域和硬脊膜下半部的放鬆。
- 讓頭薦骨系統更平衡，因此，頭薦骨系統比較不會有功能不良的狀況。

　　要放鬆薦骨有許多方式，下面會介紹一些簡單又有效的練習。

　　如果你有急性坐骨神經痛、腰痛、椎間盤突出、髖部不適、半月板（meniscus，介於股骨和脛骨之間的纖維軟骨結構）損傷、或是其他類似症狀，我們不建議你進行以下的自我療癒練習。如果你近期在這些部位動過手術，這個建議也同樣適用。

仰躺著，膝蓋彎曲，雙腳併攏

◆ 應用篇 ◆ 第三階段

　　慢慢地動一動薦骨：透過雙腿和薦骨微微的運動，許多的肌肉、韌帶、筋膜，以及薦骨與骨盆和鼠蹊的連接處，都能夠獲得伸展。有意識地去感覺這樣的伸展，然後去覺察這種放鬆感覺起來有多麼的舒服，會特別有價值，因為新的身體感受會因此變得更加深化。

開始練習

1. 動一動薦骨

　　躺下來的時候，讓雙腳靠近你的臀部，兩個膝蓋彎曲，將骨盆和薦骨的重量往下釋放。調整你的薦骨，讓它的表面盡可能地觸碰到床面。這會讓薦骨產生一個微微的運動，臀部也可以加進來稍稍地動一動。

　　改變薦骨微微的傾斜運動：首先，讓薦骨的上半部往下朝著地面移動，然後尾骨就會微微地轉向天花板，接著反過來做。

　　有時候，這些薦骨和臀部的運動可以再進行得更加動感一些，不過記得要帶著喜悅和從容。玩玩看速度：偶爾變換一下速度，讓你自己慢慢地動一動。最後，把骨盆和薦骨全部的重量再次交給床面。現在，看看這個區域感覺起來如何。

2. 讓薦骨更靠近雙腳

　　暫時將骨盆和薦骨抬高，微微地朝向天花板，接著輕輕地將它們朝著雙腳的方向搖晃，最後再把它們放到床上。你的薦骨現在應該會朝雙腳多靠近了幾公分。現在，有意識地將薦骨、骨盆、鼠蹊部、脊椎、軀幹及頭部的重量，往下放到床面。薦骨朝著雙腳更靠近一點的

這個新位置，會在軀幹形成一個微微的伸展，並且往上延伸直到顱骨底部。

你有沒有感覺到脊椎沿著硬脊膜微微地伸展？你有沒有感覺到骨盆、腹部、胸部和頸部上面的許多肌肉、韌帶及筋膜有擴張的感覺？

透過有意識的呼吸並且微微地將下顎內收，你可以深化這個過程。感覺看看身體這些結構是如何放鬆的，而當放鬆、空間和擴張毫不費力地發生時，又是多麼地令人愉快。

3. 帶著遊戲的心情動一動骨盆

用一種讓自己覺得舒服的方式，輕輕地將骨盆朝著各個方向動一動，包括斜對邊。這可以和我們之前提過的骨盆傾斜運動結合在一起練習。

偶爾給自己一個暫停的機會，看看現在你的身體有什麼感覺。

4. 膝蓋併攏，微微地向左或向右移動

讓兩隻腳——稍稍地併攏靠近胸口——往一邊掉下去。兩個膝蓋彼此平行，一起動作，輪流向左邊和右邊掉落。根據你往側邊移動的動作幅度和組織的彈性，這個練習能夠伸展髖部、骨盆和薦骨，以及從鼠蹊部一直到胸部和頸部。

在組織能夠輕鬆負荷的狀況下，讓你的膝蓋倒向一邊。接受你的侷限，不要強迫組織伸展超過它的限度。在每一邊停留一會兒，觀察看看是不是有任何緊繃，然後藉著吐氣把它釋放掉。偶爾改變一下運動的方向和節奏，也給自己一些空隙去觀察身體。

5. 讓兩個膝蓋彼此靠近和遠離

　　微微地把雙腳弓起來。現在，讓你的膝蓋平穩地向兩邊分開，然後再併攏起來。這麼做，能夠伸展髖部、骨盆和薦骨，讓這些部位重新恢復活力。當你把兩個膝蓋分開時，偶爾改變一下膝蓋之間的距離。也可以改變速度，試著再更慢一點。偶爾觀察一下你的身體。雙腳移動的幅度，以組織能夠輕鬆負荷為原則。

　　上述所有的練習，都可以結合在一起。

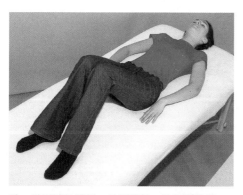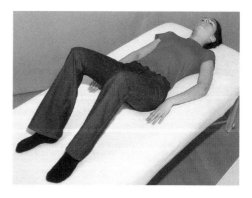

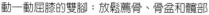
動一動屈膝的雙腳：放鬆薦骨、骨盆和髖部

　　將你的雙手平放在薦骨下：當骨盆和薦骨的重量落在張開的雙手上面，部分的後側肌肉，尤其是位於薦骨側邊的髂骶關節（iliosacral joints），便能得到放鬆。

　　當骨盆被抬高了，鼠蹊部就會獲得輕微的伸展。此外，這也會讓硬脊膜擴張。有意識地將呼吸帶入腹部及骨盆，能夠幫助放鬆，也會

帶來更多的空間。

開始練習

1. 確定你舒服地躺著。就像第126頁的第二個練習提到的，讓你的薦骨再靠近雙腳一些，多給自己一點時間去享受軀幹的伸展。將薦骨和骨盆的重量交給地面，也把軀幹、頸部和頭部的緊張及重量向下釋放。將你的雙手手掌朝下放在骨盆兩側。

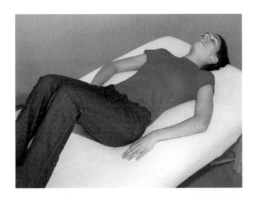 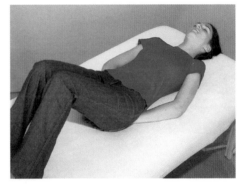

將雙手平放在薦骨下方

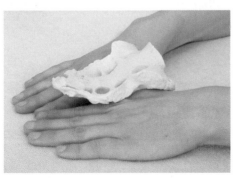

2. 現在，輕輕地將骨盆抬高，把雙手放在薦骨下方，接著把骨盆的重量交給雙手。這樣的姿勢感覺起來還好嗎？如果你覺得不舒服，就調整雙手的位置，也許稍微高一點或低一點，稍微再往中間靠或靠旁邊一點，直到你覺得舒服為止。

3. 如果你是第一次練習，我建議你不要把雙手放在下面太久，因為雙手可能還沒有習慣骨盆的重量。如果你持續地做這個練習，雙手會變得更有彈性，同時也更能放鬆。雙手能在薦骨下面待上不只一分鐘，它們能在那裡待上至少三至五分鐘，而不會感到任何不適。

　　如果你覺得這樣的手位還算舒服，你就可以慢慢來。再一次，將骨盆和薦骨的重量都釋放掉。注意骨盆和鼠蹊部的放鬆狀況，讓自己慢慢放鬆。一會兒之後，動動你的雙手，保持手腕放鬆，輕輕地把手掌和手指頭甩一甩。

　　將拳頭平放（手掌朝下）或是隆起（拇指朝上），放在薦骨下方：將拳頭平放或是稍微隆起，薦骨和骨盆的位置會比雙手平放在下面時還要來得高。使用拳頭的時候，骨盆經由鼠蹊部，以及延伸到硬脊膜的下半部，都會得到更多的伸展。試試看下面幾個手位，看看哪個手位對你來說最舒服。

1. 拳頭平放

　　就像前面的練習，你平躺著，膝蓋微屈，將雙手平放在骨盆兩側，手心向下。現在，你的雙手握拳，將拳頭平放在薦骨底下。在上一個練習，你將薦骨平放在手掌上；而現在，你的薦骨則是平放在拳

頭上。

　　這個位置感覺起來還好嗎？如果不舒服，稍微移動拳頭，直到你覺得舒服，或是回到之前手掌打開的手位。

2. 拳頭隆起

　　和前一個練習一樣，躺下，膝蓋微屈，手心朝下，把雙手放在骨盆的兩側。現在，兩隻手各自握拳，拇指朝上，並且微微側向一邊。握拳的手掌要對著骨盆的兩側。與平放的拳頭不同，這次，你將隆起來的拳頭放在薦骨和骨盆下面，慢慢地將骨盆的重量經由抬高的拳頭交給地面。

　　這麼做，你有什麼感覺呢？看看對於拳頭來說，是不是有更好的位置，稍微高一點或低一些，靠中間一點或是靠旁邊一些？同樣的，在這裡，你可以有意識地將呼吸帶入腹部、骨盆和薦骨，這麼做有助於放鬆。

　　把雙手移開，放鬆一下你的手掌、手指和手腕。注意骨盆及鼠蹊部局部的放鬆，然後讓自己放鬆地進入整體式的身體覺知。如果隆起的拳頭對於軀幹或是拳頭不太舒服，那就簡單地回到拳頭平放或手掌平放的手位。

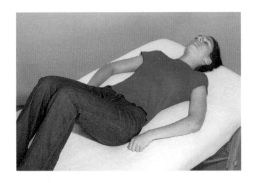

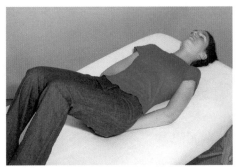

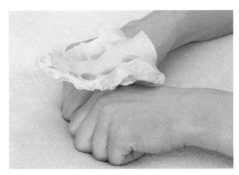

將拳頭平放在薦骨下面

將隆起的拳頭放在薦骨下面

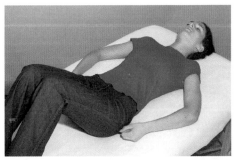

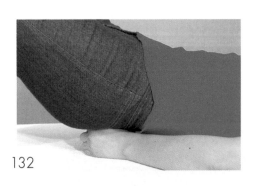

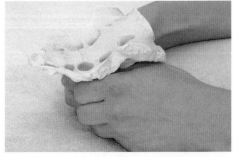

練習 4

在側臥的位置放鬆薦骨

躺姿 　　　　　　　　　　　　　　　2 ～ 5 分 鐘

這一項自我療癒具有下列功效：

- ● 支持自主神經系統的副交感神經，可促進：
    - ▪ 消化。
    - ▪ 更快和更深的放鬆。
    - ▪ 再生和睡眠。
- ● 提升頭薦骨韻律的力量和平衡。
- ● 放鬆腰骶關節，亦即薦椎和第五節腰椎的連接處。

開始練習

1. 舒服地側臥，在頭部下面墊一個小枕頭或是摺起來的毯子。如果你手邊沒有小枕頭或毯子，將你躺著那一側的手臂抬高，盡可能舒服地把頭枕在上面。

2. 把你沒有躺在上面的那隻手，移動到背後，用一種你覺得舒服的方式去觸碰薦骨，並且把肩膀上不必要的緊繃都釋放掉。感覺你的整個身體，感覺它觸碰到地面和你雙手的位置，然後做幾次呼吸。

3. 用你的整個手掌觸診，讓它與薦骨建立連結的面積越大越好。透過衣物，感覺你的雙手和薦骨的皮膚與骨頭的連結。這就像你已經在這本書第二階段其他感覺和自我療癒練習中學過的，去與組織建立連結，並且和它融合在一起。

4. 傾聽組織的聲音。當你感覺到任何動態，用一種放鬆但是保持注意力的方式來觀察它們：
- 組織感覺起來如何？
- 你的雙手底下有什麼感覺？
- 這個觸碰從薦骨的內部感覺起來是什麼樣子？
- 你有沒有感覺到一種非常緩慢的傾斜律動？
- 這個律動是不是比較多地傾向某一邊或另外一邊？
- 這個律動有多慢或是有多快？
- 這個律動是不是每一邊持續六秒鐘？

5. 現在開始朝著雙腳的方向，在薦骨施行一個放鬆／減壓的動作：好好地保持手與薦骨的連結，輕柔且持續地調整薦骨，讓它往腳的方向移動，但是不要滑動。

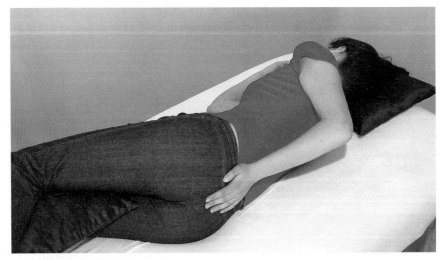

在側躺的位置放鬆薦骨

在這裡，「調整」和「減壓」意味著用你的手對著釋放的方向，發出一個輕晰的「邀請」和持續的意向，這能讓組織有時間自行去釋放壓力和擴張。

與其說是這個減壓動作的強度，不如說是它的時間長度和持續性，經由薦骨，為骨盆和鼠蹊部帶來了放鬆。

6. 慢慢地將這個持續的減壓釋放掉，然後不帶目標地聆聽一會兒。現在，你的雙手底下有什麼感覺？你有沒有感覺到緩慢的律動？如果你感覺到了頭薦骨韻律，那麼就繼續聆聽幾個回合。

你也可以按摩薦骨和薦骨周邊的組織，這樣的按摩可以進一步延伸到骨盆部位的其他肌肉。

練習
5

觸碰並且放鬆薦骨和枕骨

側躺或正躺　　　　　　　　2 ～ 5 分鐘

開始練習

1. 舒服地側臥下來，並在你的頭部底下墊一個小枕頭。將下面那隻手臂移向頸部後方靠近後腦勺的位置，然後把手掌放在枕骨上。之後，把另一隻手帶到薦骨、觸碰薦骨，就像前一個練習一樣。

2. 去感覺薦骨和枕骨的形狀與位置，讓你的雙手和它們建立連結，接觸的表面積越大越好。你應該會覺得雙手和兩塊骨頭融合在一起。

再一次，用手去觸診這兩個組織：

● 薦骨摸起來，感覺如何？

● 枕骨摸起來，感覺如何？

● 你的雙手底下有什麼感覺？

● 在雙手之間的脊髓硬膜管，有沒有發生任何變化？

● 你有沒有感覺到枕骨，以及（或是）薦骨，有一種非常緩慢的、傾斜的律動？

3. 現在，用輕微的減壓來放鬆硬脊膜：

● 在薦骨的部位，朝雙腳的方向施行減壓。

● 在枕骨的部位，朝頭部的方向施行減壓。

● 薦骨朝向雙腳、枕骨朝向頭部，同時進行減壓。

● 在釋放／減壓之前、過程當中或是之後，你有什麼樣的感覺？

4. 在這兩個位置進行了三至五分鐘的觸碰之後，你有沒有覺察到任何
　 事情？

　　● 頭薦骨韻律有沒有變得更清晰、更平衡？

　　● 其他相連的身體部位，感覺起來有沒有變得更放鬆、更少受限、
　　　 更開闊？

　　● 你的感官知覺有沒有變得更強烈，或是更能察覺差異？

　　● 有沒有哪一個感官變得更為突出：觸覺、聽覺、視覺、嗅覺或是
　　　 味覺？

以仰臥的方式進行這個練習：

　　舒服地平躺下來，將一隻手的手掌橫過枕骨，覆蓋面積越大越
好。將另一隻手的手掌打開，平放在薦骨下面——試試看手心向上或
是向下比較舒服；這和你的床面是軟是硬有關。

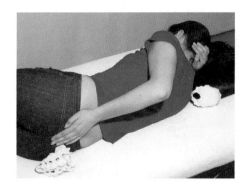

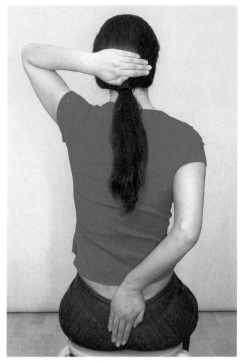

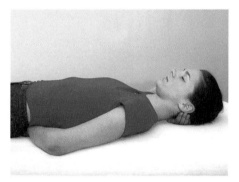

觸碰薦骨和枕骨

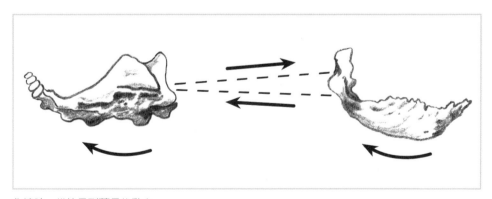

收縮時，從枕骨到薦骨的動向

練習 **6** 放鬆薦髂關節

躺姿　　　　　　　　　　　　　　　　2 ～ 5 分 鐘

　　兩塊薦髂關節連接了薦骨和髂嵴，它們對於我們的姿勢和步態貢獻良多。在薦髂關節及周圍的諸多組織，為我們提供了穩定性和最大的彈性。它們經常是緊張的，因此常常繃得很緊、阻塞或是發炎。

這一項自我療癒具有下列功效：

- 支持薦髂關節以及多處韌帶、肌腱的溫和伸展。
- 減少薦骨的限制。
- 讓頭薦骨韻律變得更強健、更平衡。
- 讓步態和姿勢更靈活，並且放鬆脊椎。

　　前面在薦骨的放鬆練習，是這一項療癒的最佳準備工作，因為它們同時也會放鬆薦髂關節。

開始練習

　　在下面的練習中，我們會持續地邀請兩個髂嵴微微地往內和往上滑動。

1. 將雙手的表面放在側邊，覆蓋住髂嵴，就像你在觸診頭薦骨韻律時，把手放在兩邊的骨盆一樣。如果你只能感覺到皮膚（或是結締組織），那麼，下面的放鬆練習只會在最表面的層次釋放你的組

織；只有當你與髂前上棘（anterior superior iliac spine / *spina iliaca anterior superior*）建立起清楚的連結，這個練習才能夠放鬆薦髂關節的部位。就後者而言，你必須要去感覺髂嵴的骨組織，並且用你的雙手在那些位置創造出舒服的接觸。藉著建立兩隻手與特定骨頭的連結，並且創造出最大的接觸面積，你就會有更深入的感覺。

2. 你的觸碰應該要有彈性而且柔軟，雙手也要注意地傾聽。感覺你的雙手「之間」的空間：
 ● 它是否想要擴張？

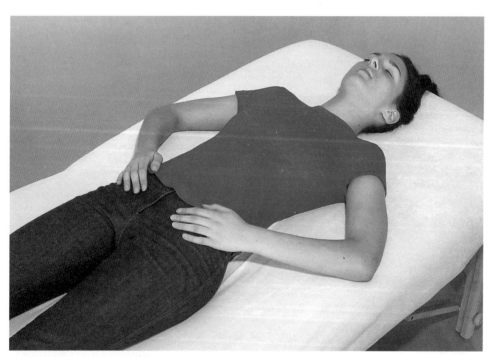

放鬆薦髂關節：平均地將髂嵴向內、向上移動

- 有沒有哪邊感覺起來溫暖，或是比較溫暖？
- 你能不能察覺任何身體韻律？
- 雙手底下的組織有沒有產生任何變化？有的話，是什麼樣子？

3. 現在，開始輕輕地、持續地用兩隻手同時去移動髂嵴，讓它們向內、向上移動。這個穩定的拉力必須左右平均，持續三十秒至三分鐘不等。

4. 在你慢慢地將帶有方向的拉力鬆開之後，雙手再稍微停留一下，花一點時間傾聽：

- 你的骨盆、薦骨和薦髂關節有什麼感覺？
- 你有沒有在雙手底下感覺到身體的韻律？
- 那是頭薦骨韻律嗎？是的話，它的品質如何？速度有多慢？
- 現在，你的整個身體有什麼感覺？

　　現在，可以鬆開你和骨頭的接觸，然後在你觸碰到組織表面的時候，繼續去觸診頭薦骨韻律。

靜止點

　　有時候，頭薦骨韻律會暫停幾秒鐘到幾分鐘，我們把這樣的現象稱爲「靜止點」。靜止點會自行在身體內部發生，不過你也可以邀請它來，甚至是從外部去啓動它。

　　靜止點能夠支持頭薦骨韻律和整個身體的再生，身體會在靜止點的時候，休息幾分鐘。當靜止點發生，頭薦骨系統會趨於和諧，這時，呼吸會發生變化，而放鬆也會出現並且變得更深入。

靜止點能夠支持：

- 副交感神經系統，並且帶來以下效果：
  - 提升自主神經系統的放鬆和平衡。
  - 放鬆結締組織。
  - 放鬆整個肌肉骨骼系統，尤其是脊椎和顱底。
- 維持內在的平衡。
- 在身體、情緒、理性、靈魂、靈性的層次，進行釋放。

靜止點有助於：

- 一般性的放鬆，並且也有助眠的效果。
- 歸於中心和強化，例如在筋疲力竭之後。

在靜止點過後：

- 頭薦骨韻律會重新開始，通常會變得比以前更強烈。
- 新生的腦脊髓液會淨化和滋養頭腦及延腦附近的區域。
- 頭薦骨韻律常常會變得更加平衡，而且更容易被注意到。

從外部引發靜止點的禁忌：

- 頭部急性的傷害／骨折。
- 腦出血、血管擴張或是腦脊膜腫脹。
- 腦動脈瘤。
- 中風。
- 腦脊膜炎、包柔式螺旋體病（萊姆病，Lyme Disease）。
- 急性扭傷、腦震盪、碰撞。
- 多發性硬化症*、癲癇*。
- 懷孕的第一個月到第三個月，以及第七個月到第九個月*。

　　星號的部分（*）是一種安全預防措施，也請參照第38至39頁所列的一般性禁忌事項。

練習 7　在骨盆誘發靜止點

躺姿，若想要坐姿也可以　　　　　　　　　5 ～ 15 分鐘

開始練習

如果你在任何外在的身體部位，感覺到頭薦骨韻律以外—內旋（OIR）的形式出現，你就可以使用下面的OIR技巧：

1. 平躺下來，把雙手放在骨盆兩側，就像你在放鬆薦髂關節或是觸診身體韻律時所做的（見第118至122頁，以及139至141頁）。

   如果你是坐著，就觸碰大腿上方靠近骨盆的位置。用手去感覺頭薦骨韻律以外—內旋的形式移動，並且留意它的品質。

2. 在幾個循環之後，用雙手平均地跟著內旋到它的最深處，然後在這裡暫停一下，以此阻擋外旋的來臨。

   接著，靜止點就會發生——有時候是立刻到來，有時則要等個三十秒至一分鐘。你在之前感覺到即將要進入外旋的浪潮，便會就此減弱、消散。

   或者是，如果你感覺到頭薦骨韻律以內—外旋的形式出現，你可以用一種更加溫和的方式來引發靜止點。不要在內旋的最深處持續地抓住髂嵴，而是在內旋持續的時候，藉著減速，稍微地抑制外旋，溫和地將頭薦骨韻律帶往靜止點。用這個方法會花比較久的時間，而且以你能夠觸診／感覺頭薦骨韻律為前提。

3. 在靜止點的時候，你的雙手之間，以及你的身體，有什麼感覺？

   也許你可以感覺到身體會自行做一些細微的調整，甚至產生了一些

抽動？

當靜止點來臨，讓你的雙手變得柔軟。不要在內旋的時候緊抓住身體外部；讓你的雙手只是溫柔地觸碰和聆聽。

當頭薦骨韻律在靜止點暫歇，有時候，你甚至可以在靜止點當中感覺到更緩慢的律動（見第 118 至 122 頁）。

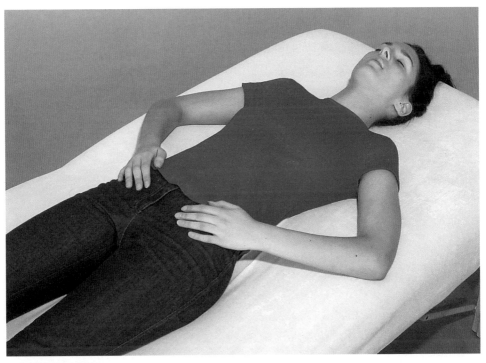

在骨盆誘發靜止點

當你來到靜止點，去感覺中潮或長潮，並且體驗生命氣息，這樣的經驗總是非常獨特。

每個人對於靜止點的體驗是非常不一樣的，舉例來說：

- 深深的吐氣或是打哈欠。
- 巨大的擴張感。
- 深深的寧靜感。
- 動態的靜止。
- 像是身體在海洋的最深處、或是在宇宙中放鬆。
- 體驗為身、心、靈的合一。

4. 當頭薦骨韻律重新開始——通常伴隨著一個長長的外旋——用手去感覺它的律動，並且停留幾個循環：

- 有沒有產生什麼變化？如果有，是哪些變化？
- 在靜止點之後，頭薦骨韻律的品質是否有所改變？如果有，是什麼樣的改變？

練習 8 在枕骨誘發靜止點

躺姿　　　　　　　　　　　　　　5 ～ 10 分 鐘

在顱骨，最容易誘發靜止點的部位是在枕骨。在這裡產生的壓力，透過頭部自己的重量，會被傳導至顱內系統，並且影響第四腦室。這個腦室會被溫和地、持續地壓縮，因此在一段時間之後，靜止點就會出現。

請注意第38至39頁，以及第142至143頁的外在因素。

開始練習

用兩個柔軟的小沙包（你可以在玩具店或運動用品店買到），再拿一隻襪子，把小沙包塞進去，一直塞到腳趾頭的位置。將襪子打個結，讓兩個小沙包碰在一起。小沙包應該要緊靠著彼此，所以即使當你要把頭部的重量壓在上面時，它們也不會分開。

現在平躺下來，把裝了小沙包的襪子放在你的枕骨下方。將小沙包放在你的枕骨下緣往上大約兩公分處。重要的是，不要放得太低（不要放在顱骨邊緣），也不要太高（不要放在靠近頂骨的人字縫，lambdoid suture）。你的頭部要能夠在小沙包上面放鬆大約五分鐘。在十至十五分鐘之後，把裝著小沙包的襪子拿開。觀察看看你現在有什麼感覺。有沒有哪個身體部位覺得特別放鬆呢？

這個練習不一定適合每一個人，此外，小沙包也不會每次都讓你覺得舒服。如果是這樣的話，就在骨盆兩側或是大腿誘發靜止點就可以了。

應用篇 第三階段

147

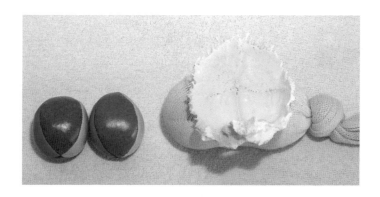

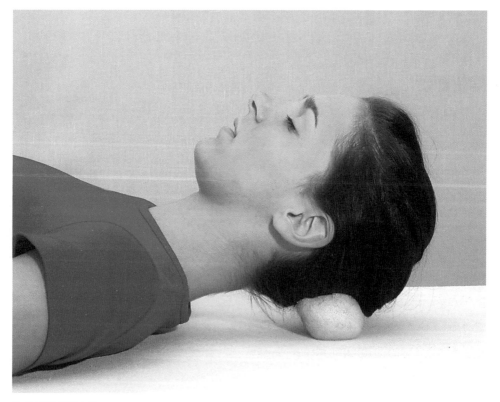

在枕骨誘發靜止點

練習 9 放鬆結締組織

坐姿、躺姿，若想要站姿也可以　每個姿勢 3 ～ 5 分鐘

　　健康的運動，再結合專業的頭薦骨療法及其他各種身體療癒，可以放鬆橫向的結締組織。而經常地自我療癒，能夠完美地支持這一點。當橫向結構放鬆了，交織在其間的綜向結締組織也會得到放鬆。

　　我們身體裡的結締組織是一個偉大的網絡，當它具有滲透性的時候，便能連結並且支持身體的各種功能，特別是肌肉骨骼系統和器官的功能。

這一項自我療癒具有下列功效：

- 支持骨盆基底、橫膈膜、肩／頸部位，以及顱底。
- 提升身體的穩定性、力量、彈性，以及動能。
- 支持身體局部和腦部之間的訊息交換。
- 支持血管，促進血液供給和排毒功能。
- 保持迷走神經的通暢，這能促進生長功能，也能夠增進消化、心臟和呼吸功能，以及「大腦」和「腹腦」的交流。
- 讓生命力和生命的喜悅能夠被自由、自發性的表達。

　　這裡的結締組織釋放技巧簡單又有效，練習方式就像第二階段的自我療癒練習，包括感覺、放鬆、連結身體個別部位與部位的連接處（見第 86 至 102 頁）所描述的一樣。事實上，你可以把接下來的練

◆ 應用篇 ◆ 第三階段

149

習，視爲上述自我療癒練習的延伸。兩個練習的差別在於，這個練習特別著重在處理和放鬆身上有著許多橫向結締組織的部位。

開始練習（所有姿勢都適用）

1. 讓放鬆的雙手，溫和地觸碰你所選擇的一個或是兩個身體部位。雙手和手指頭盡可能地接觸到最大的表面積，就好像你的手和手之下的組織融合在一起，並且雙手、手指頭和手腕沒有絲毫的緊繃。偶爾將眼睛閉上，把注意力導向內在，並從內在去察覺這樣的放鬆。

2. 讓你的感官知覺爲你服務：隨著練習的增加，你手上無數的感覺受體能夠接收到各式各樣的訊息，比如說，該組織在表層以及在深層的動能或是溫度。

3. 透過你的雙手及手指頭的表面與組織建立清晰而又柔軟的接觸，你便能深入其內部去感覺：
    ● 這個部位感覺起來如何？
    ● 當你把呼吸帶到這個部位幾次，有沒有發生什麼變化？
    ● 你的雙手底下有什麼感覺？
    ● 這個碰觸從內在感覺起來是什麼樣子？

4. 你可以慢慢地、稍微地增加觸碰的力道，並且和深層的組織建立更明確的連結。但是不要施加太多壓力，因爲這樣常常會引發組織的反動和收縮。身上的緊繃不會被侵略性的操作技巧所打破，但是透過「帶著覺知的碰觸」，便會軟化、釋放。把緊張當成是一種自然的界線，帶著意識與和諧的碰觸慢慢等待，直到你雙手下面的組織開始自行放鬆。

實作

　　在下面的位置，我們示範了幾個可能的練習組合，你可以依照直覺將這些位置組合在一起練習，或者你也可以由下而上地去放鬆橫向結締組織。偶爾閉上雙眼，從內在去感覺這樣的放鬆。

骨盆區：

　　用一隻手的手掌觸碰骨盆，小指頭觸碰鼠蹊部，或是放在靠近鼠蹊部的地方。

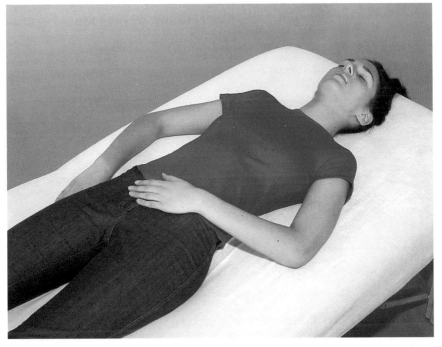

放鬆骨盆區

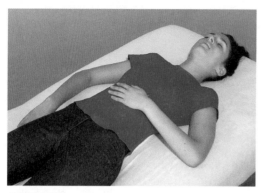

放鬆橫膈膜

橫膈膜：

　　用一隻手的手掌去觸碰下肋弓，並且和腹部及胸腔的連接處、以及下面的橫膈膜建立接觸。

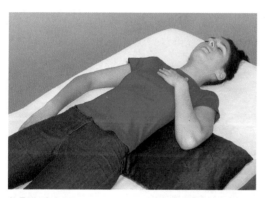

放鬆胸廓上口

胸廓上口：

　　用一隻手碰觸並且放鬆胸廓上口，拇指和食指碰觸鎖骨，手掌和其他的手指頭觸碰胸腔，接觸面積越大越好。

觸碰舌骨：

　　如第153頁圖所示，這個練習要你特地去觸碰位於喉嚨的舌骨（os hyoideum）。舌骨是我們身上唯一一塊沒有和其他骨頭直接相連的骨頭，上面附著著許多的肌肉、韌帶、肌腱，並且往上連結到口腔底、舌頭、下顎及顳骨的莖突（styloid process），往下則是連結到喉頭、胸骨、鎖骨和肩胛骨。

　　放鬆的舌骨有助於：

● 語言和聲音的發展。

● 放鬆口腔底部。

● 和顳骨莖突的連結。

● 甲狀腺功能。

　　練習：要找到舌骨，首先將一隻手的拇指和食指分開幾公分，將手指的表面，溫和地、明確地、直接地放在喉頭之上、下巴之後、口腔底之下。給自己一些時間，讓手指頭可以在沒有壓力的狀況下，溫和地、緩慢地與組織建立連結。為了要看看你是不是真的有碰到舌骨，將舌頭往上移動到上顎，往下回到口腔底，來回幾次，或者做幾次吞嚥的動作。這麼做的時候，舌骨會上下移動，拇指和食指就可以很容易地感覺到它。

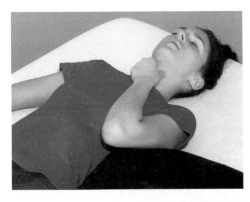

觸碰舌骨，放鬆喉部

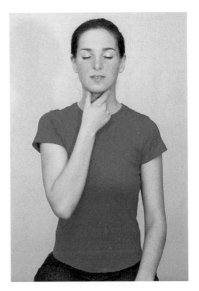

153

放鬆顱底：

　　將兩隻手的手掌橫過枕骨，手指頭稍微張開，彼此交錯。兩根大拇指放在枕骨的邊緣，用一種明確的、溫和的方式觸碰枕骨，不要施加任何壓力。用兩根大拇指去觸摸、感覺這個組織，比如枕骨邊緣的肌肉。去聆聽、觸診、邀請空間和擴張，給自己多一點時間，這樣便能放鬆顱底。

　　在你雙手底下的組織，摸起來是什麼感覺？

● 你能夠感覺到頭薦骨韻律嗎？

● 在你的雙手之間，寰枕關節一帶，有沒有發生什麼變化？

● 肌肉有沒有變得更柔軟、更寬廣、更有彈性？

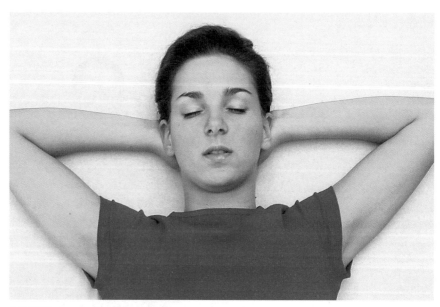

放鬆顱底

練習
10

放鬆結締組織的綜合練習

坐姿、躺姿，若想要站姿也可以　每個位置 3 ～ 5 分鐘

開始練習（見第149頁）

骨盆和橫膈膜：

　　一隻手觸碰骨盆區的橫向結締組織，小指頭碰觸鼠蹊部，或是盡量靠近鼠蹊部。另外一隻手的表面觸碰下肋弓，與橫膈膜建立接觸，放鬆這個區域。如果這個位置和觸碰感覺起來還可以，你可以閉上雙眼，把注意力放在感官的覺知上。

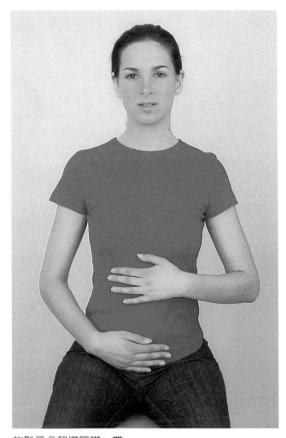

放鬆骨盆和橫膈膜一帶

◆應用篇◆　第三階段

155

骨盆和上胸腔：

　　一隻手持續地觸碰骨盆區，另一隻手觸碰並且放鬆胸腔上廓一帶。拇指和食指觸碰鎖骨，其他的手指頭和手掌盡可能地與組織保持最大的接觸面積。

　　其他可能性：讓下面那隻手保持在骨盆的位置，上面那隻手現在去觸碰舌骨，放鬆喉嚨。這隻手也可以去觸碰並且放鬆頸部上方、頸部到枕骨的連接處，以及顱底的組織。

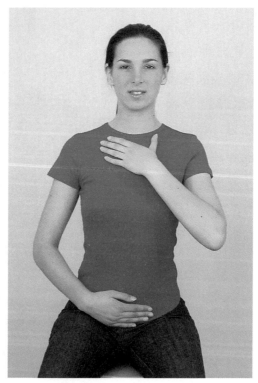

放鬆骨盆和胸腔上廓

橫膈膜和胸腔上廓：

　　一隻手觸碰下肋弓，與橫膈膜區域建立接觸，並且放鬆腹部到胸腔的連接處。另一隻手觸碰並且放鬆胸腔上廓。拇指和食指觸碰鎖骨，其他手指頭和手掌與胸腔的接觸面積越大越好。

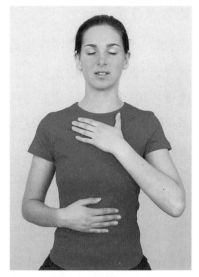

放鬆橫膈膜一帶以及胸腔上廓

橫膈膜與喉嚨：

　　放在橫膈膜的手可以繼續留在那裡，另外一隻手則去觸碰舌骨，放鬆喉嚨。接著，將觸碰舌骨的手，移到上頸部以及它與枕骨的連接處，接觸的面積越大越好，這樣能夠放鬆寰枕關節和顱底，同時另一隻手則是繼續安放在橫膈膜上面。

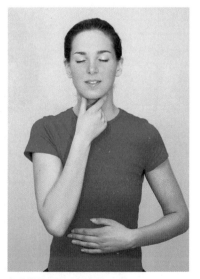

放鬆橫膈膜以及喉嚨一帶

◆應用篇◆ 第三階段

157

頸部以及顱底：

　　用一隻手去觸碰位在頭部之下的上頸部，小指頭應該會觸碰到枕骨邊緣，同時整個手掌和上頸部建立接觸。然後用另外一隻手去觸碰枕骨，和它融合在一起，這隻手的大拇指可以碰到另一隻手的小指頭。如果上頸部以及它和枕骨的連接處能夠放鬆，那麼，顱底也會跟著放鬆。

　　這隻手下面的組織，摸起來感覺如何？另一隻手底下有什麼感覺？當一隻手放在枕骨，你有沒有感覺到頭薦骨韻律變得更明顯，而另外一隻手下面的脖子也變得更放鬆了？在你雙手之間的寰枕關節一帶，有沒有發生任何變化？

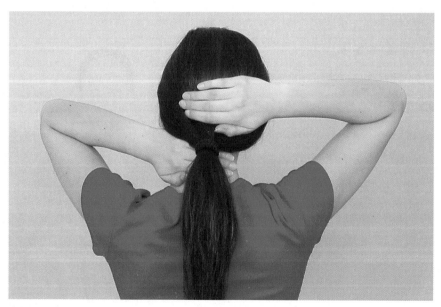

放鬆頸部和顱底

橫膈膜和喉嚨：

用一隻手觸碰並且放鬆橫膈膜，另一隻手觸碰舌骨並放鬆喉嚨。

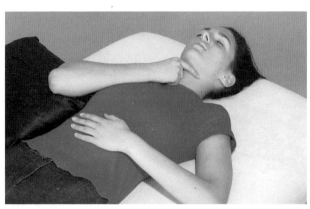

放鬆橫膈膜以及喉嚨

胸腔上廓以及喉嚨：

用一隻手去觸碰胸腔上廓，另一隻手放在舌骨並且放鬆喉嚨。

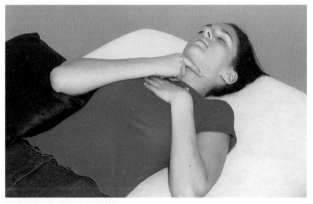

放鬆胸腔上廓以及喉嚨

應用篇　第三階段

練習 11 滑動筋膜來放鬆結締組織

躺姿　　　　　　　　　　　　　2 ～ 5 分鐘

「滑動筋膜」（fascia gliding）是另外一個放鬆結締組織和肌肉的方式。筋膜覆蓋著個別的器官、肌肉或是肌肉群，由膠原纖維及彈力網所組成。它們包覆著全身上下的肌肉組織，像是臉上、脖子、軀幹和四肢，同時也是皮膚下面的有機保護膜。你可以在身上的任何地方施行這個滑動筋膜技巧。

開始練習

1. 透過衣物，使用單手或雙手，一開始的時候先與皮膚建立連結，接著再溫和地與下方的結締組織建立連結。當你的手與組織建立了連結，就稍稍地將結締組織層垂直地上下移動，然後再水平地左右移動，**但是不要在皮膚表面上滑動**。當你溫和地移動結締組織層的同時，注意皮膚產生的抗力。在你拉動皮膚、結締組織層及下方筋膜的時候，不要超過組織自由活動的限度而讓它產生任何抵抗。如果你在移動組織時感覺到抵抗，把它當成一個自然的界限，讓你的手繼續待在這裡。把注意力帶過來，停留一會兒，從內在把呼吸帶入這個區域。

2. 結果是，組織獲得釋放（通常是由於觸碰的溫暖以及溫柔），讓你可以像之前一樣，繼續朝著同一個方向輕輕地拉動它。當你的雙手再次感覺到組織的抗拒，就像剛剛那樣再試一次。之後，你就可以

選擇要不要從另一個方向去移動和放鬆這個組織——意思就是，水平的，而不是垂直的。你也可以順著組織剛剛釋放過的方向繼續進行。

3. 一旦你透過「滑動筋膜」這個技巧，釋放了雙手底下組織的緊張，這些組織通常會變得更加柔軟。然後，你就能夠透過力道稍微大一點的碰觸，慢慢地和這個組織深層仍然緊抓不放的部位，重新建立連結。如果你的手與深層的組織建立起明確的連結，你就可以繼續使用滑動筋膜的技巧，一次又一次地放鬆這些深層結構。

或者，與其透過雙手與深層組織建立連結，你也可以只是輕輕地、但是大範圍地觸碰表面，讓雙手下面的組織擴張。

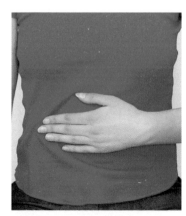

滑動筋膜：你的手沒有在體表上滑動，只是微微地移動組織

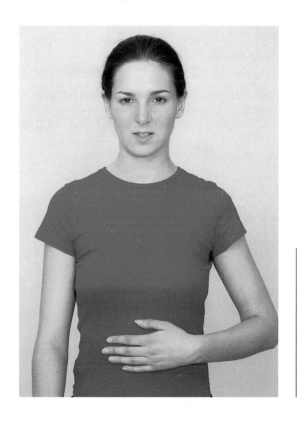

應用篇　第三階段

161

在滑動筋膜的過程中，你可以閉上雙眼，把注意力帶到你的雙手，帶到被觸碰、正在進行釋放的組織上，以及帶到整體式的身體覺知。滑動筋膜在你沒有施加任何壓力時才會發生；它比較像是在皮膚或肌肉表面「衝浪」。

透過練習，透過滑動筋膜與其他自我療癒練習的組合，你可以讓器官的包覆層以及器官本身放鬆。頭薦骨療法稱這種做法為「內臟療法」（visceral treatment），骨療師則稱之為「內臟調理」（visceral manipulation）。

療癒師會運用這個療法來改善姿勢和所有的身體功能，也會使用它來放鬆組織，舉例來說，在手術進行之前。

在過去，女性在懷孕前、懷孕中及生產後，療癒師會透過內臟療法來支持母體身上所產生的變化。

「滑動筋膜」這個技巧，常常會和放鬆身體局部和橫向結締組織的練習結合在一起進行。

練習 12　放鬆頭部／顱骨

開始放鬆頭部之前的注意事項

在我們開始示範如何溫柔地放鬆頭部之前，這裡有些特殊狀況要提醒你。作為安全預防措施，如果你有下面任何一種狀況，請不要在頭部進行任何自我療癒：腦脊膜炎、頭部受傷／骨折、腦震盪、頸部扭傷、中風、神經系統病變（多發性硬化、癲癇）、長期身體不適、頭部感到壓力或是頭痛／偏頭痛。

我們將自我療癒作為預防性的保健以及放鬆，它們並不是用來治療身體不適或是疾病。如果你已經有很長一段時間覺得不太舒服，請去諮詢醫生或專業的另類療法執行師。如果可能的話，事後再去尋求專業頭薦骨執行師的幫助。

我建議頭薦骨自我療癒的初學者剛開始練習時，最好先照著書裡的順序。首先，放鬆顱底（有許多的肌肉從軀幹往上延伸和顱底相連），然後感覺顱縫，接著再去尋找個別的顱骨。在這些顱骨上面，你就能夠對於頭薦骨韻律的品質和特色，進行觸診（見第 117 頁）。

為了整合你在頭部獲得的放鬆，我建議你在軀幹、骨盆及薦骨也進行兩到三個手位。

即使只是傾聽頭薦骨韻律，那也是一種令人激昂而又放鬆的練習——那是一趟和我們神經系統的潮汐韻律共處的靜心冥想旅程。藉著傾聆來找出受限的律動，我們會持續地獲得線索，知道身體哪個部

位是放鬆的、哪個部位又是受限的。

　　每一個組織，根據整個系統的動能，都有自己的能量。如果一個組織放鬆了，它的自動力（motility）獲得改善，接下來也會促進整體的動能。

　　我們的身體有著巨大的自體調節能力，能平衡個體動能和整體動能的變化。如果自體調節能力不足，我的建議是，尋求專業的頭薦骨執行師進行六至十二次的支持性療癒。

　　傾聽頭薦骨韻律緩慢的律動，並且觀察它的品質：它的速度怎麼樣？是不是有足夠的律動空間？它所呈現的力道如何？它在顱骨的左右兩邊有沒有任何不同？

　　一旦你在顱骨進行自我觸診之後，你就可以進行一些簡單的頭薦骨系統放鬆練習。檢查和比較看看，頭薦骨韻律和放鬆之前的律動有什麼不一樣。這樣，你就有「放鬆前／放鬆後」的對比，然後繼續進行同一個自我療癒，或接著進行其他練習，或是將這些練習組合在一起。

　　你越是常常進行書中這個部分的練習，你就會更有信心，不只是更能夠找到正確的位置，也會更能分辨、感知身體裡的緩慢潮汐律動。你越是熟悉這些練習，你就可以不用那麼執著於書中的練習順序，也更能夠依照直覺來決定你要進行哪個練習、要進行多久，以及要將哪些練習組合在一起。

<table>
<tr><td>練習
13</td><td>## 放鬆顱底和枕骨</td></tr>
<tr><td></td><td>躺姿、坐姿　　　　　　　　　　　5 分 鐘</td></tr>
</table>

這一項自我療癒具有下列功效：

- 為寰枕關節一帶帶來更多的空間及擴張。
- 放鬆顱底和上頸部。
- 間接地放鬆顳顎關節（temporomandibular joint）。

開始練習

　　就像「放鬆結締組織」這個練習一樣，把你的雙手同時放在枕骨上面，大拇指放在枕骨邊緣，放鬆寰枕關節一帶以及顱底的組織。接下來的這個練習，會幫助你更直接地處理與放鬆顱底及枕骨。

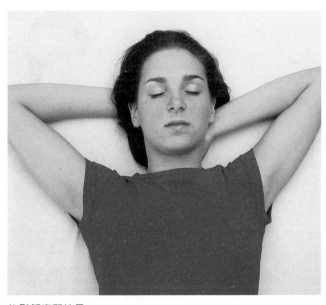

放鬆顱底和枕骨

1. 把一隻手橫放在枕骨上，這樣，大拇指會直接觸碰到枕骨下緣。另外一隻手觸碰上頸部，小指頭的邊緣會碰到枕骨的邊緣，也會稍微碰到另一隻手的大拇指。下面那隻手盡可能地接觸到上頸部的表面，和它建立明確的接觸，然後傾聽、感受、邀請空間和擴張，並且放鬆位於雙手之間的顱底組織。

- 你雙手底下的組織，感覺起來如何？
- 你可以在枕骨感覺到頭薦骨韻律嗎？
- 在雙手之間的寰枕關節，第一節頸椎和髁狀突（枕髁，condyle）的連接處，有沒有發生任何變化？

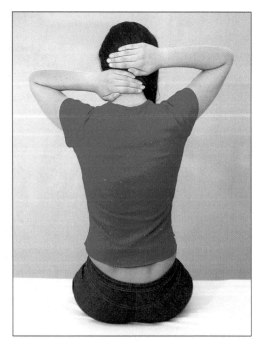

放鬆顱底和枕骨

2. 當組織開始釋放壓力，你可以將一隻手放在枕骨上，並且朝著頭頂
施行一種溫和的、非常輕微的減壓動作。讓這隻手進行非常微小的
滑動，朝著頭頂滑動大約一至兩公釐。這麼做，能夠為整個頸部帶
來伸展，也會對肩膀和硬脊膜產生效果。

　　這個溫和的壓力釋放，不是一種主動、明顯的拉扯，而是一種清
晰的邀請，帶著一個特定的方向，非常地細緻，就像蝴蝶拍動翅膀一
樣。

　　不要求快或是便宜行事地用力，要讓這個溫和的減壓技巧生效，
必須要慢慢地、輕輕地、持續地進行約三十秒至三分鐘。

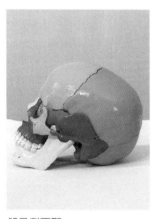

顱骨側面觀

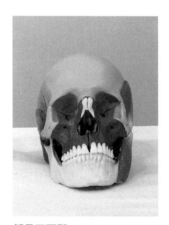

顱骨正面觀

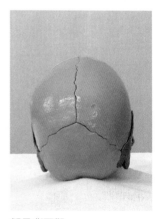

顱骨背面觀

◆ 應用篇 ◆ 第三階段

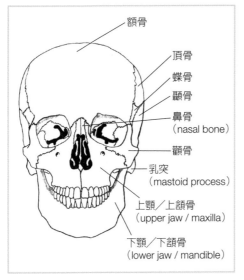

顱骨正面觀

顱骨及顱縫上面觀

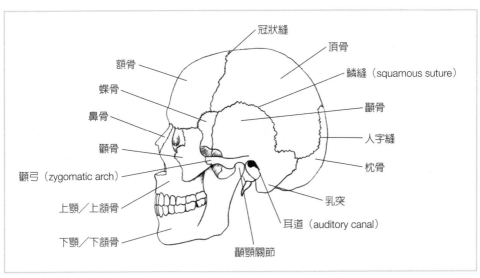

顱骨及顱縫側面觀

練習

14 放鬆顱縫

躺姿、坐姿　　　　　　　　　　　　　　每個位置 2 分鐘

　　透過以下的練習，你可以感覺、觸碰、並且放鬆個別的顱縫。接下來的練習，可以幫助你正確地傾聽個別顱骨的頭薦骨韻律。在這裡，正確的觸碰以及你指尖的溫度（手指頭的整個平面對於觸覺特別敏銳），是很重要的。同樣重要的是，透過你的意圖以及邀請，容許雙手底下的空間和擴張，而這些訊息都會被顱縫和其他地方無數的感覺受器傳到大腦。

這一項自我療癒具有下列功效：

- 促進顱縫的擴張。
- 促進腦脊膜和顱內薄膜的放鬆。
- 支持不受限、平衡的頭薦骨韻律。

　　就像在「什麼是頭薦骨系統？」（第23頁）以及「解說頭薦骨韻律」（第114頁）這些章節所提到的，我們的顱縫並不是牢牢地黏在一起，「顱骨呼吸」事實上有賴於頭薦骨系統內所有組織的彈性。然而，因為出生的過程或是創傷意外，有一部分的顱縫，可能會受到壓迫、卡住、或是變得非常狹窄和緊縮。

　　書中插圖裡有顱骨和顱縫的名稱，還有彩色照片，都能夠讓你在有需要的時候，更輕易地找到這些構造。我建議你多看看這些圖片來

應用篇 ◆ 第三階段

169

熟悉其中的細節。

　　雖然圖片和上面的解釋能夠對你有所幫助，但是只有你自己能夠發現它們如何影響你的身體，因為每個人都是獨特的。當你比較左右相對的身體結構，沒有人是完全一樣的；即便是顱骨彎曲的樣子以及顱縫的路徑，都可能會有些微的差異。

　　和解剖學的知識同樣重要的是，你必須學著將它和觸診的練習結合在一起。你可以儘量地閱讀，但是在最後，經驗才是真正重要的。你必須去探尋、去感覺，並且透過聆聽和回應來支持頭薦骨的律動，以及自體的調節。因此，這些自助練習將會變成一趟探索的旅程，我們會從我們的身體來體驗和學習許多的新事物。而只有當我們處於沒有壓力、處於放鬆的緩慢狀態時，它才會發生。

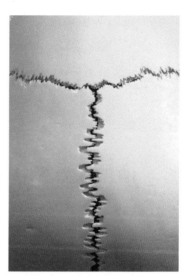

冠狀縫、矢狀縫與前囟

開始練習

　　指尖以非常輕微的力量，去感覺以下幾個位於頭皮底下的顱縫。當你碰到它們的時候，感覺起來會像是輕微的隆起、小凹洞、或是突然有形狀的變化。再說一次：觸碰、建立連結、邀請空間和擴張。

　　「**冠狀縫**」連結額骨和頂骨。把你的指尖放在額頭上方，就在髮線後面一點點，通常在這裡可以觸診到冠狀縫。

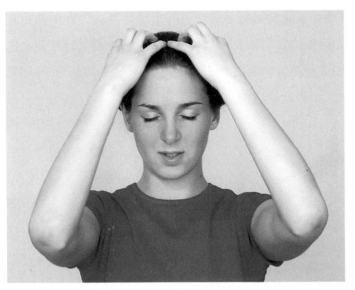

觸診並且放鬆冠狀縫

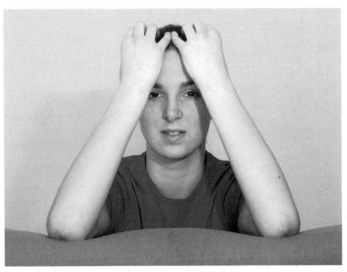

以手肘作為支撐：感覺並且放鬆冠狀縫

◆ 應用篇 ◆ 第三階段

「矢狀縫」連結了兩塊頂骨。你雙手的指甲應該會輕輕地碰到它們。用你的指尖感覺位於頭部中線最高點的矢狀縫，沿著它往前，你會來到前囟（頂骨和額骨的連結），往後則是去到人字縫交點（頂骨和枕骨的連結）。沿著矢狀縫的走向去感覺它。

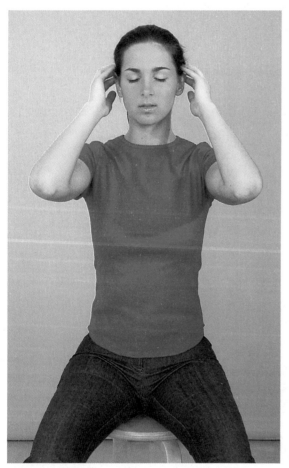

感覺並且放鬆鱗縫

「鱗縫」位於頭部的側邊，連結了顳骨和頂骨。用你的指尖觸碰耳朵上方的頭皮，感覺這裡的構造。偶爾，你可以將觸診的位置提高、加深一些，尋找微微重疊的鱗縫。

溫和地按摩「顱縫」：如果你的指尖已經傾聽了一段時間，也感覺到，舉例來說，空間、擴張和溫暖，你可以再擴大這個自我療癒，用一種緩和的畫圈運動，輕輕地按摩你的顱縫。不要施加任何壓力，甚至要比你在洗頭時還要更緩慢、更溫柔。

練習 15 觸碰顱骨並且傾聽律動

躺姿、坐姿　　　　　　　　　　　　　　每個位置 5 分鐘

在前一個練習，你已經感覺過頭部的顱縫，現在要尋找並且準確地觸碰個別的顱骨，就容易多了。在第167頁以及第168頁的照片和圖表，可以幫助你熟悉新的概念和詞彙，也會引導你到正確的位置。你可以照著書裡的順序練習，也可以自己決定順序。

實作

就像本書第一階段和第二階段所描述的，坐著的時候，確定自己有好好地扎根並且歸於中心，讓呼吸自由地流動，並且盡可能地讓肩膀和頸部保持放鬆。你的下顎可以微微地內收，不要覺得有壓力。

在與各種組織（頭髮、頭皮、頭骨、腦脊膜、腦脊髓液）建立連結時，即便只是在意圖上保持接受性，也會為共振創造出開放的空間。我們的感覺層次因而獲得訓練及擴張，我們的神經系統會因為新的印象而持續地變得更加敏感。這些只能透過平常心（而非努力）來達成。讓頭薦骨韻律自己來找你！

下面幾點可以支持觸診和深度聆聽的能力：

● 在解剖學上適當的手位，以及柔軟、溫和的接觸。
● 你的心態是平靜而非專注。
● 持續性（你花三分鐘或是花三十秒來聆聽）。
● 定期觸診：每天、每個禮拜、或是更頻繁。

　　去感覺每一塊顱骨和每一條顱縫的構造，就像你在前一個練習所學到的，一個一個來。這一次，你要觸碰的「不是」顱縫，而是不同顱骨的表面。我建議你將前一個練習以及對於身體韻律的觸診練習，作為這個練習的前置準備。如果你已經是接受過專業頭薦骨執行師的個案，也會讓自我觸診變得更容易。

開始練習

1. 緩慢且溫柔地觸碰你所選擇的顱骨，手指頭與骨頭的接觸面積越大越好。偶爾閉上你的雙眼，從內在去觀察放鬆的狀態。不要碰到顱縫或是其他的顱骨，你在顱骨上的手指頭應該會觸碰到：
   - 頭髮
   - 頭皮
   - 骨組織

   給自己多一點時間，直到你明確地和骨組織建立了連結。你在這個位置有什麼感覺？你的頭部有什麼感覺？身體又有什麼感覺？

2. 現在，你會遇見腦脊膜，它就在骨頭的後面。穿越骨頭的層面，與結締組織建立連結。和腦脊膜相比，骨頭的質地比較堅硬。腦脊膜也有一定的硬度，但是和骨頭比起來，它比較具有延展性，也比較有彈性、柔軟度和適應力。

3. 接下來，你會遇見腦脊髓液，打開你的覺知，看看它在大腦內部以及大腦周圍怎麼流動。與骨組織和腦脊膜相比，腦脊髓液的流動，在感覺上應該是更加地細微。你擴大的傾聽，還有你與這些組織的連結，有助於讓一切處於共鳴之中，這麼一來，你便能夠更輕易地

覺察顱骨的呼吸。通常，你甚至還可以再觸碰得更輕一些：讓你的顱骨呼吸自由自在，傾聽頭薦骨韻律裡緩慢的潮汐律動。

4. 分辨頭薦骨韻律的各種品質（見第117頁），或是緩慢韻律。你可以在下面的顱骨放鬆練習之後去觀察它們（或是在一個自行發生的靜止點之後），並且進行比較。如果你剛好觸碰到了中潮（每分鐘兩到三次循環），繼續聆聽，不要改變任何事情。讓你自己充滿驚喜！

5. 有意識地離開你觸診的位置，帶著覺知，將你的接觸鬆開。做幾個深呼吸，然後張開眼睛。

不要變得狹隘、僵硬或是停滯。偶爾檢查一下你碰觸的力道，持續地進行調整，特別是當組織開始放鬆、或是來到靜止點的時候。

確實地對局部進行聆聽和觸診，讓組織自己進行調節。每一次，如果組織需要休息，那就接受這個狀況。不要干預天然的自體調節機制，只要用柔軟的碰觸來支持它。給身體組織所需要的時間，讓它可以信任你帶著邀請的觸碰，並且開始釋放壓力。我們的潛意識和身體的智慧所知道的，遠比我們所了解的還多。少，通常就是多。

◆ 應用篇 ◆ 第三階段

175

練習
16

觸碰額骨

坐姿或躺姿　　　　　　　　　　　　3〜5分鐘

　　把你的雙手帶到額頭，觸碰你的額骨，手指頭和額骨的接觸面越大越好。你的碰觸應該要緩慢、明確、而且溫和。感覺額骨之上的冠狀縫，把你的指尖抵著它，或是放在下面一點。小指頭可以碰在一起，將食指放在額骨上，而不是頭部兩側。這麼做，可以確保你的觸診不會跑得太遠（跑到頂骨），或是太偏向某一側（跑到顳骨）。大拇指沒有放在頭上，但是你可以把它放在食指上休息，或者是稍微和頭部保持一段距離。手指的指腹應該會觸碰到眉毛，與額頭的下半部輕輕地連結在一起。就像之前提過的第1點至第5點（第174至175頁）所描述的，繼續練習下去。

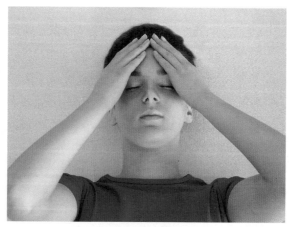

躺姿：觸碰額骨，並且聆聽頭薦骨韻律

練習 17　觸碰並且放鬆頂骨

坐姿或躺姿　　　　　　　　　　5 分鐘

觸碰頂骨

　　將兩隻手帶到頭部兩側的一對頂骨上面，觸碰它們，手指頭與頂骨的接觸面越大越好。觸碰要緩慢、明確、而且溫柔。去感覺冠狀縫沿著額骨上方的邊緣延伸，並且將小指的指尖，明確地放在它後方大約一公分處、以及矢狀縫的旁邊。其他手指頭的指尖應該要觸碰頂骨。讓頭部的兩側保持自由，不要被拇指指腹或是手掌掌根限制住了，也不要觸碰到冠狀縫，或是在側邊限制住鱗縫。這個練習不會用到拇指。

　　繼續練習，就像前面的第1點至第5點所提過的（見第174至175頁）。

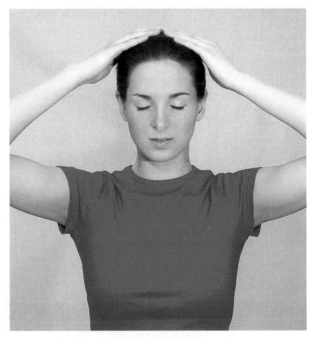

坐姿：觸碰頂骨，並且傾聽頭薦骨韻律

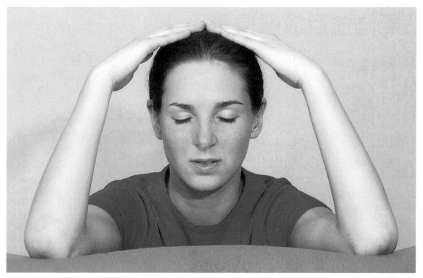

以手肘支撐：觸碰頂骨，並且傾聽頭薦骨韻律

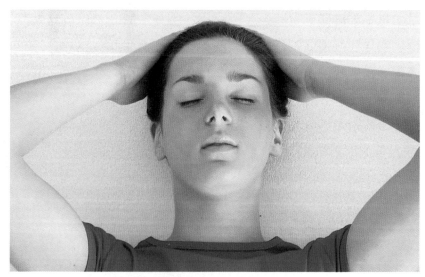

躺姿：觸碰頂骨，並且傾聽頭薦骨韻律

放鬆頂骨

這一項自我療癒具有下列功效：

- 改善大腦鐮以及其他顱內薄膜的彈性。
- 促進腦脊髓液的分泌，因此大腦會獲得更好的淨化。
- 兩個腦半球之間的連結和平衡。
- 學習力和專注力。
- 腦部的血液循環。
- 更強健的動脈和靜脈血管，因此可以預防中風。
- 更少的侷限、更平衡的頭薦骨韻律。

其他支持頂骨的放鬆練習有：

- 向上輕撫、按摩顳肌（第64頁的練習）。
- 感覺並且放鬆鱗縫（第172頁的練習）。

前面這些練習，可以作為下面練習的準備，或是結合起來練習。

開始練習

在觸碰和傾聽頂骨之後（見第173至175頁），你應該已經對於頭薦骨韻律有一些概念了。現在，將你的意念帶往頭頂，邀請頂骨進入放鬆的狀態。

1. 首先，感覺你的鱗縫和冠狀縫（見第170至172頁）。接著，將大拇指的指腹或是手掌掌根、以及你的指尖，放在頭部兩側，盡可能

地和頂骨上緣的區域保持大面積的接觸，小心不要壓迫到任何顱縫。你的掌根（或是指尖）不要觸碰到冠狀縫，大拇指的指腹則不要觸碰到人字縫。

2. 當你的手位和觸碰的品質在兩塊頂骨之間達成一致，你便可以朝著頭頂的方向，對頂骨施行一個溫和的、細微的減壓動作，這能夠放鬆顱縫、腦脊膜及大腦鐮。雙手以最低限度的幅度滑動，並且持續地朝著頭部的方向移動約一至兩公釐，但是拇指指腹及掌根（或是指尖）的觸碰不要有任何改變。這個溫和的減壓所造成的拉力，小到幾乎難以察覺，大約只有幾公克重；它主要是朝著頭部的方向，提出一個明確的邀請。就像前面提過的，這個邀請非常地微妙，就像是蝴蝶在拍動翅膀一樣。

與其進行得很快又用力，施行減壓必須要慢慢地、輕輕地、持續地進行約三十秒至三分鐘。之後，你可以觸診一下，看看頂骨的頭薦骨韻律是否升起了，有沒有變得更加地清晰和平衡，並且比較看看療癒前和療癒後有什麼不一樣。

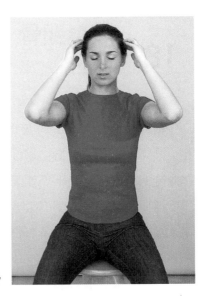

用指尖放鬆頂骨

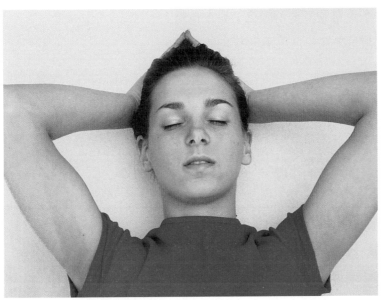

用拇指指腹和手掌掌根放鬆頂骨

◆應用篇◆ 第三階段

181

放鬆顳骨

5 分鐘

在頭薦骨韻律來到外旋的時候，兩側的顳骨在鱗縫的位置會變寬；同時，它們也會微微地朝著顏面骨（facial bones）的方向旋轉。在內旋的時候，顳骨則是朝著枕骨的方向旋轉。

這些律動只能在某個限度之內被觸診到，原因如下：

- 在咀嚼肌以及喉嚨、肩膀、上胸腔、頸部一帶有太多壓力。
- 顱底功能不良。
- 顳骨有多個顱縫遭到壓迫。
- 在小腦天幕及其他薄膜之上有太多壓力。
- 液體層面的失衡，尤其是橫向的波動。
- 外傷。

透過第二階段和第三階段的練習，你已經放鬆了直接和顳骨連接的部分組織，像是咀嚼肌、枕骨一帶的肌肉、肩膀和頸部、顱底，以及胸腔和頸部一帶的組織。

在顳骨傾聽頭薦骨韻律

用你的指尖去感覺鱗縫，接著將指尖往耳朵的方向靠近一公分，在那裡觸診顳骨的律動。用你的大拇指去感覺耳垂之後的乳突，而不是去檢查鱗縫；把大拇指放在乳突這裡。再一次，讓你的指尖與頭

髮、頭皮、骨頭的層面建立連結，同時也要把意念帶到腦脊膜和腦脊
髓液的層面。傾聽頭薦骨韻律的品質，比如說，你能不能在左側和右
側觸診到同樣的律動？或是兩邊有什麼不一樣？

　　這個練習接下來的步驟，請參考第 174 至 175 頁的第 1 點至第 5 點
說明。

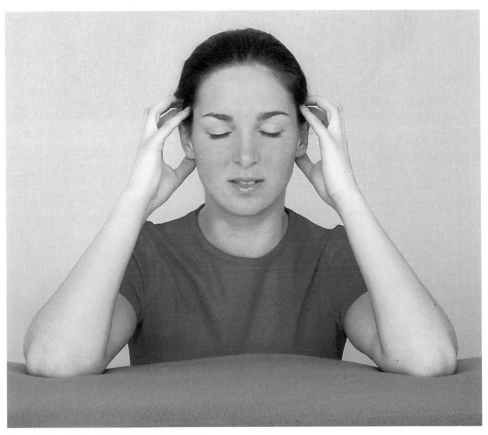

以手肘作為支撐：傾聽顳骨的頭薦骨韻律

◆應用篇◆　第三階段

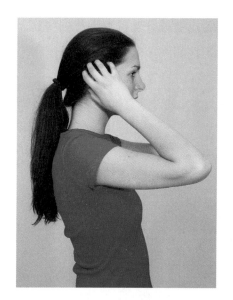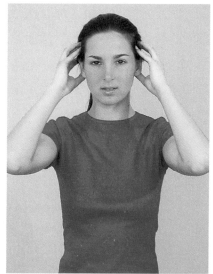

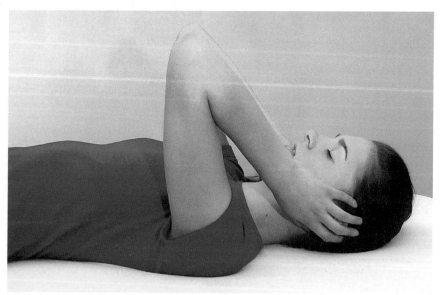

坐姿、躺姿：在顱骨傾聽頭薦骨韻律

以溫和的拉耳朵技巧放鬆顳骨

坐姿或躺姿，若想要站姿也可以

這一項自我療癒具有下列功效：

- 鬆弛鱗縫的壓縮和緊張。
- 放鬆顱底。
- 放鬆小腦天幕（即「小腦的覆蓋物」：硬脊膜的延伸，它將小腦和枕葉的下半部分開）。
- 擴張顱底的血管路徑，幫助血液的流動。
- 有助於部分腦神經行使其功能，尤其是前庭耳蝸神經（vestibulocochlear nerve）和迷走神經。
- 減少顳骨的侷限，這會促進與顳骨相鄰的蝶骨和枕骨的動能。
- 放鬆顳顎關節。
- 間接地放鬆舌骨，以及喉嚨和頸部。

開始練習

藉著在頭部兩側平均、非常輕微的拉耳朵動作，就能讓顳骨放鬆下來。

1. 將你的食指放在外耳下面三分之一處，大拇指從後面拉住耳朵，位置在耳垂上方。將你的下顎微微地內收，閉上雙眼，從內在去觀察。

2. 很輕很輕地，開始緩慢地用一種最溫柔的方式將耳朵慢慢地往兩邊拉，力道越平均越好。這個動作不應該像是一個明顯的拉扯。

與太用力、太快的拉扯比起來，這裡需要的是非常輕盈而且持續的拉力，持續大約一至三分鐘！如果你向兩邊拉得太多，或是沒有帶著敏感去聆聽組織的聲音，可能會對顳骨造成過度的刺激。記得對組織要釋放的方向提出溫柔而持續的邀請，邀請它稍稍地向兩側、向背後、向下釋放。給組織一些時間，讓它自行決定什麼時候、在什麼地方、要釋放多少的壓力。

　　傾聽內在的聲音，讓它告訴你，你的身體什麼時候願意釋放，以及要釋放什麼。透過你溫柔的邀請，身體會自行從內部進行調整。與其用技巧性的做法去強迫組織，不如讓自己帶著清晰的意圖，允許身體自己進行自體調節。放鬆地聆聽，同時帶著全然的注意力去感覺有什麼事情正在改變、在哪裡發生，以及如何發生。

　　如果兩邊的顳骨或是兩邊的輕拉，感覺不一樣，確定你往兩側輕拉的力道是平均的。也有可能某一邊的顳骨和另一邊比起來，是比較沒有受到限制的。岩骨（petrous bone）是顳骨的中央部位，保衛著小天腦幕，隨著這一區的骨頭逐漸釋放壓力，你可以觸診到它展現出不同的傾斜及張力的傾向。透過手指頭去觸碰頭部，你會發現兩塊顳骨並不是真的分開，而是透過

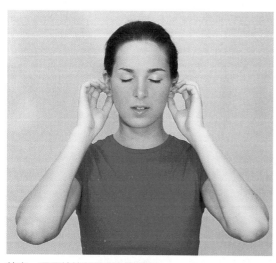

站姿：溫柔地拉耳朵來放鬆顳骨

小腦天幕彼此相連，這真是非常神奇的一件事。

3. 慢慢將溫柔地拉著耳朵的手，往兩邊鬆開。看看現在感覺如何？再
次地觸診頂骨的頭薦骨韻律（手位如上一個練習，見第 177 頁），
頭薦骨韻律是否有任何改變呢？左右兩側緩慢的潮汐律動有沒有變
得更平衡、更有力或是更寬廣呢？

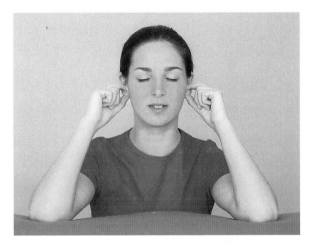

坐姿，以手肘作為支
撐：以溫和的拉耳朵技
巧來放鬆顳骨

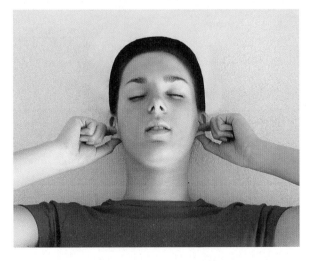

躺姿：以溫和的拉耳朵
技巧來放鬆顳骨

練習 19 **放鬆枕骨**

躺姿或坐姿　　　　　　　　　　　3 ～ 5 分鐘

開始練習

你已經學過許多在枕骨觸診頭薦骨韻律的手位，分別在第154頁、第157至158頁，以及165頁。這一項自我療癒有哪些助益，也可以在上面的段落找到。

人字縫在枕骨之上呈現橫向的走向，不應該被限制住或被擠壓。在枕骨這個部位，選擇一個最舒適的位置，這裡是最能夠感覺到頭薦骨韻律的地方：

- 一隻手橫過枕骨，放在它的下面（躺姿）或是上面（坐姿）。
- 兩隻手橫過枕骨，手指頭互扣，放在它的下面，或是放在後腦勺上面（手指頭的表面觸診頭薦骨韻律）。
- 一隻手橫過上頸部，另一隻手橫過枕骨，放在它的下面或是上面。

繼續練習，就像第174至175頁的第1點至第5點所描述的。

在額骨和枕骨共同觸診頭薦骨韻律：

一隻手橫過枕骨，放在枕骨下面（躺姿）或是上面（坐姿）；另一隻手與額骨的表面盡可能地接觸、融合在一起，不要對任何顱縫造成限制。

練習
20

放鬆鼻骨

躺姿或坐姿   **2 分 鐘**

　　這是一個讓人非常享受的放鬆練習，對於那些戴眼鏡的人特別有益處！

這一項自我療癒具有下列功效：

- 放鬆臉部的骨頭。
- 為篩骨創造出更多的空間，強化嗅覺。
- 增加大腦鐮以及其他顱內薄膜的彈性。
- 改善顏面骨、篩骨和蝶骨的頭薦骨韻律。
- 促進副鼻竇（paranasal sinuses）和篩竇（ethmoid sinuses）這一帶腺體的活性，預防發炎。

開始練習

1. 將一隻手的中指和無名指放在眼窩上，但是這麼做的時候，不要碰到眼球。兩隻手指頭應該要在額骨的下半部明確地觸碰上眼窩，並且與它們建立連結。
2. 另外一隻手的大拇指和食指觸碰鼻骨的兩邊，與之建立連結。給自己一些時間，直到你的指尖完全地和底下的組織建立起連結。連結建立得越好，鼻骨和額鼻縫（frontal nasal suture）就越能夠放鬆。
3. 放在眼窩的中指和無名指，可以輕輕地扣住接觸的地方，以免從釋

應用篇 ◆ 第三階段

189

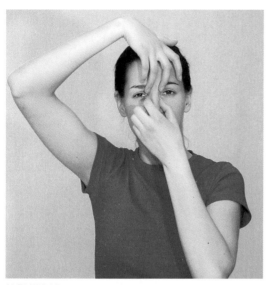

放鬆額鼻縫

放的方向滑掉。如果這個位置感覺起來還可以,那就閉上雙眼,從內在去觀察。

4. 雙手同時緩慢地施行一個微妙的減壓動作,讓兩隻手「彼此遠離」。中指和無名指的指尖輕輕地扣住眼窩,朝著頭頂的方向放鬆額骨;這時候,大拇指和食指的指尖放在鼻骨上面,將它半傾斜地往下朝著地板的方向進行釋放,同時向前和向下。

在這裡保持著和「以溫和的拉耳朵技巧放鬆顳骨」這個練習一樣的意圖(見第185至187頁)。

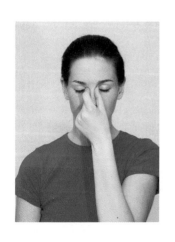

雙手並用地來放鬆這個顱縫,是非常有效的;不過要熟悉手指頭的位置,可能要花上一些時間。或者,你也可以用一隻手的食指和拇指來進行這個練習,讓這兩隻手指頭觸碰鼻骨的最上端,手指頭的上緣會觸碰到眼窩,或者是額骨。如果你的手指頭和骨頭有良好的連結,釋放的方向將會是遠離顱縫的;換句話說,坐著的時候是往前,躺著的時候則是往上。

練習 21 感覺並且放鬆顏面骨

躺姿或坐姿　　　　　　　　　每個位置 2～5 分鐘

我們的臉部相當敏感，即便是對於溫柔的碰觸，也會有強烈的反應。當顏面骨的組織獲得釋放，也會給予其他的顱骨新的動能，我們的視覺和嗅覺也會從中獲益。

如果臉部組織受到創傷性的壓迫，比如因為碰撞或是跌倒，這樣的壓力便會傳導到蝶骨及整個顱底。受到壓縮的顴骨通常會透過顴骨弓，進一步影響顳骨的動作。

這一項自我療癒具有下列功效：

- 放鬆顏面骨以及周圍的組織。
- 放鬆臉部多處的肌肉、韌帶和筋膜。
- 讓頭薦骨韻律更少受限、更加平衡。

在第 167、168 頁的照片和圖示，可以幫助你區分個別的顏面骨，之後，你就能夠輕易地找到它們的正確位置來進行觸診。

開始練習

用幾隻手指頭的指尖觸碰顏面骨，然後邀請空間和擴張。不管你是坐著或是躺著，雙手手掌的掌根可以碰在一起，用來支撐和穩定這個手位。

應用篇　第三階段

191

1. 鬆一鬆你的手臂、手腕、手掌和手指。慢慢地、輕輕地，用手指頭的表面開始碰觸整個臉部和臉頰的側面。感覺臉部的形狀和質地、肌肉的狀態，以及左右兩邊潛在的差異。讓手指頭的表面透過皮膚和皮下組織（subcutaneous tissue），與「骨頭的層面」建立明確的連結。在這裡，你有什麼感覺呢？再一次邀請空間和擴張，並且放鬆地傾聽你的感覺。過一會兒之後，把你的手指頭移開。和之前比起來，你現在感覺如何呢？

   這一項自我療癒，可以和「觸碰眼部」這個練習結合起來一起進行，見第97頁。

2. 現在，用你的指尖慢慢地去感覺個別的或是不同的顏面骨，有彈性的指關節會讓觸碰變得更容易。當你的指尖與個別的顏面骨建立了明確的連結，再一次邀請空間和擴張，給組織足夠的時間來進行釋放。在這裡，我們沒有使用大拇指，你可以把它輕輕地放在下顎上面。

3. 偶爾，為了讓你更加熟悉整個臉部，你可以把手指頭的表面放到中間一點、或是朝著耳朵的方向放到兩邊一點，這樣，你就能感受、觸碰並且放鬆整個臉部。

　　你的指尖可以對下列的顏面骨進行個別的觸碰：

顴骨以及上顎／上頷骨：

　　手位一：讓無名指、中指和食指觸碰顴骨，小指頭則是放在上顎／上頷骨（見第193頁右上圖）。

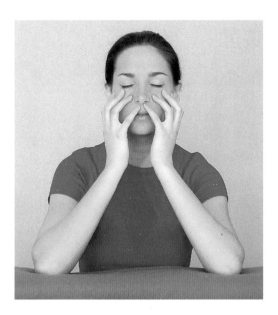

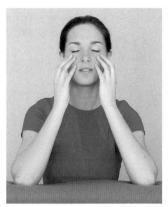

用手肘作為支撐：
感覺並且放鬆顏面骨

手位二：中指和食指觸碰顴骨，小指頭在鼻子的下方觸碰上顎／上頜骨，無名指則是放在鼻子的兩邊（見上面左圖）。

顴骨、上顎／上頜骨，以及顴骨弓：

無名指和中指觸碰顴骨，食指觸碰顴骨弓，小指頭則是在鼻子的下方或是側邊觸碰上顎／上頜骨（見右圖）。

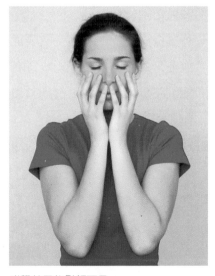

感覺並且放鬆顏面骨

◆應用篇◆ 第三階段

193

練習 **22**	## 放鬆顳顎關節

坐姿、躺姿、站姿　　　　　　　　2 ～ 5 分鐘

　　就像在「按摩咀嚼肌」（見第63頁）這個練習裡所提到的，我們用來咀嚼的肌肉組織常常是非常緊繃的，它們反映著我們日常生活的壓力，也會造成經常性地咬牙切齒，或是在夜裡磨牙。肌肉、韌帶、肌腱和筋膜在顎關節這一帶的慢性緊張，會使得這些複合關節過度地伸張並提早老化，這可能發生在其中一側，或是同時發生在兩側。

開始練習

　　我們用手指頭的表面，溫柔地碰觸顳顎關節以及它的周圍，讓顳顎關節鬆弛一下。

1. 將食指、中指、無名指的表面放在頭部兩側，耳朵的正前方。指尖放在耳道上方（見第195頁右方照片）。釋放下顎，把所有在這個部位感覺到的緊張，透過微微張開的嘴巴吐出去。閉上雙眼，向內在去觀察。

2. 透過皮膚層，手指頭的表面應該要與顳顎關節附近組織的肌肉、筋膜建立連結。

   ● 它們感覺起來如何？

   ● 左邊和右邊的顎關節，感覺起來有沒有不一樣？有的話，哪裡不一樣？

3. 觸碰的力道再減輕一些，但是不要失去手指頭和這個組織確實的連

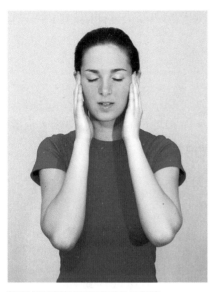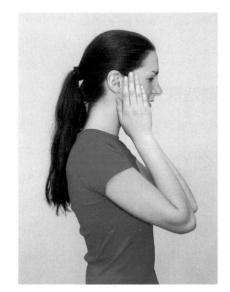

觸碰並且釋放顎關節附近的組織

結。你有沒有感覺到這個組織變得溫暖、擴張和柔軟？再一次，以
你的觸碰邀請空間和擴張。傾聽這些釋放，以及你身體的感受。

按摩咀嚼肌

當你放鬆顏面骨和顎關節，還有鬆弛上顎和下顎時，其中，咀嚼
肌也會收到效果。在這裡，你可以回顧「按摩咀嚼肌」（見第63頁）
這個自我按摩。打個心滿意足的哈欠，以及「慢慢地撫平／『伸展臉
部』」（見第66頁）這個練習，對於所有的咀嚼肌和顳顎關節，同樣
也有釋放以及調節肌肉張力的效果。

　　從內部放鬆咀嚼肌：你也可以從嘴巴的內部來觸碰咀嚼肌。在開始之前，請把雙手洗乾淨。

開始練習

　　張開嘴巴，大小足以讓你慢慢地、溫柔地用食指或小指頭，從嘴巴內部（大約在臉頰的位置）來觸碰咀嚼肌。

　　如果你不知道自己是不是觸碰到了正確的位置，再把嘴巴張大一點，這麼一來，咀嚼肌就會伸展開來，你將不會錯過這個最強壯的、用來咬合和咀嚼的肌肉。

　　用你的指尖觸碰它，力道柔軟得就像奶油一樣。

　　食指或小指頭的位置應該會在齒列之外，並且會碰到嘴角，這時，嘴巴可以再微微地閉上一些。

　　藉由這麼做，咀嚼肌會變得更柔軟，對溫和碰觸也會更有接受性。過程之中，將所有緊張透過微微張開的嘴巴一吐而盡。

觸碰並且放鬆上顎

練習 **23**

躺姿、坐姿　　　　　　　　　　　　　　每個位置 **3** 分鐘

　　上顎的骨頭（上頜骨），包括了由顎中縫（median palatine suture）連結在一起的兩個組成部分。它透過腭骨（palatine bone）、犁骨和篩骨，與蝶骨連在一起。上顎創造出了鼻腔、硬腭（hard palate）和眼窩。它對於語言和聲音的發展也是很重要的。

　　正確的咬合（嚙合，occlusion），絕大部分仰賴於上顎和下顎、顴骨、顳顎關節、以及咀嚼肌之間的和諧運作。

這一項自我療癒具有下列功效：

● 促進上顎的放鬆與空間，以及與之相連的腭骨、蝶骨、鼻骨與淚骨（lacrimal bone），以及篩骨的放鬆與空間。

● 讓頭薦骨韻律更少受限、更加平衡。

　　更多關於這個練習的資訊，請參閱第 189 頁「放鬆鼻骨」。

　　在「感覺並且放鬆顏面骨」（見第 191 至 193 頁和 198 頁）這個練習，上顎常常會和其他顏面骨一起進行療癒。

　　以下是一個特別針對上顎的自我療癒。

◆ 應用篇 ◆ 第三階段

開始練習

首先，用指尖觸碰上顎，並且透過邀請空間和擴張，讓上顎溫和地放鬆下來。之後，你可以使用「大拇指放在硬腭」的手位，施行一個溫和的減壓動作來放鬆上顎。

觸碰上顎

讓你的指尖與上顎明確地建立接觸：小指頭放在鼻子下方，無名指靠近鼻翼（兩個鼻孔的外側），中指和食指則是放在顴骨弓的下面。這個練習不會用到拇指，不過你可以把它們輕輕地放在下顎。

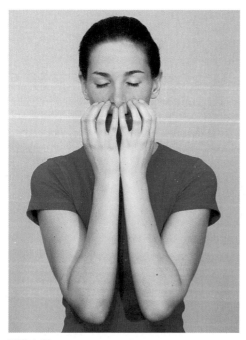

接下來的動作，就和「感覺並且放鬆顏面骨」（見第191頁）這個練習一樣。經由皮膚，讓你的指尖慢慢地與上顎的骨頭建立連結，邀請空間和擴張，然後傾聽身體的律動和感受。

觸碰上顎

放鬆上顎

1. 在開始之前,請把雙手洗乾淨。在「大拇指放在硬腭」這個手位,將下顎內收,嘴巴微微張開。現在,慢慢地將你的大拇指放到嘴巴裡靠近上顎中線的地方,一直到硬腭的前半部。

   在嘴巴外面,讓食指的中段,盡可能地直接觸碰到鼻子之下、齒列之上的組織,並且由這個組織與上顎建立連結。當你和這個組織的接觸變得更加清楚時,就可以再將觸碰的強度減輕一些。

   注意:你的下顎可以輕鬆地內收,讓呼吸自由地流動。同時,有意識地觀察你的骨盆,讓自己扎根並且歸於中心。閉上眼睛,向內傾聽。

2. 當你建立了愉快而清楚的接觸,非常緩慢地實施一個輕輕的、溫和的減壓動作,讓這個動作持續,並且順著鼻尖/下巴的方向,向前以及向下進行釋放。

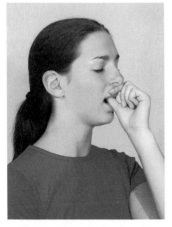

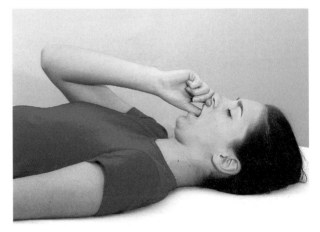

用輕輕的減壓動作來放鬆上顎

不需要進行任何拉扯的動作；邀請本身已經完全足夠！

透過這樣的減壓，受到影響的身體結構不會受到過度的刺激，而是就其界限受到尊重。

在減壓的過程中，觸診看看有哪些組織因為你的邀請而自行放鬆了。

你可以從許多不同的方向，將上顎從壓迫之中釋放出來：從臉部朝著前方，朝著雙腳，朝向左邊或是右邊（因為它在某個方向比在另一個方向鬆弛得更好），或是綜合上述的釋放方向。

這就是為什麼你必須傾聽，不帶任何意圖，看看你的上顎想要往哪個方向釋放。給組織足夠的時間來為自己進行調和。

練習 24　放鬆下顎／下頷骨

躺姿或坐姿　　　　　　　　　　　2 ～ 5 分鐘

　　這個自我療癒的位置和「按摩咀嚼肌」（見第63頁）練習類似，因此，這兩個練習可以結合在一起進行。和下顎—上顎／顳顎關節放鬆有關的一些想法和理由，在之前練習的相關部分已經提到過了。

這一項自我療癒具有下列功效：

- 放鬆顳顎關節、咀嚼肌、顱底、口腔底、舌骨和頸部，以及肩／頸一帶。
- 支持整個軀幹，包括骨盆與髖部。

開始練習

　　盡可能地讓你的手指頭與下顎兩側建立起大的接觸面，並且為它施行溫和的減壓，讓它持續地放鬆。釋放的角度是朝著前方、下方大約30度至45度角。

1. 讓手指頭的表面，大範圍地觸碰你的下顎：觸碰靠近顎關節的下顎上半部，從這裡，沿著下巴的方向觸碰嘴角以及整個下顎（見第203頁左上照片）。

   這麼做的時候，你的中指和無名指應該要碰在一起，將它們的表面覆蓋在下顎的這些部位上。

   小指頭會碰到無名指以及部分的臉部肌肉，食指應該要感覺到下顎

應用篇　第三階段

201

的下緣，並且放在這裡，或是再稍微往下一點。

兩個手掌的掌根或是手腕，可以彼此觸碰，形成一個穩定的支點。

你的中指、無名指、食指和整個下顎的骨組織，接觸的面積越大越好。

和骨頭的層面有著明確的接觸是很重要的，不然以下的減壓動作，可能只會起到放鬆皮膚和結締組織的效用。

你可以稍稍地增加觸碰的品質，透過皮膚、組織、肌肉、肌腱、韌帶來與骨頭建立連結。

然後，花一些時間來聆聽雙手的觸感，觀察看看在這個部位或是在整個身體，有沒有發生什麼變化。你也可以閉上雙眼，讓自己在內部變得更加地覺察。

2. 一旦你和下顎建立了明確的連結，緩慢並且輕輕地施行一個非常溫和的減壓動作。

讓這個減壓動作，持續地朝著下巴大約30度至45度的方向，斜斜地朝著地板（坐姿）、或是斜斜地朝向雙腳的方向（躺姿），進行釋放。

這個減壓動作，要點和之前上顎的減壓練習一樣：受到影響的組織不是透過強力的、明顯的拉扯而受到刺激，而是被溫柔的邀請，朝著30度至45度的斜角來釋放壓力。在這邊觸診一會兒，看看組織想要朝著哪個方向進行釋放。

下顎釋放的方向，可以和上顎一樣：朝著臉部正前方，朝著雙腳，朝向左邊或右邊，或是上述方向的組合。用傾聽來找出下顎釋放的方向，並且注意每個停頓，看看組織是不是需要休息一下。

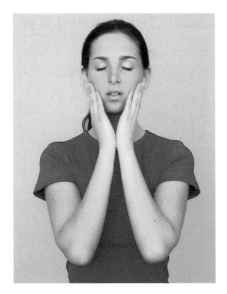
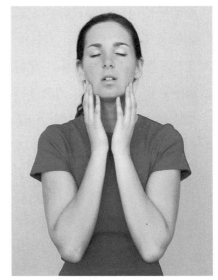

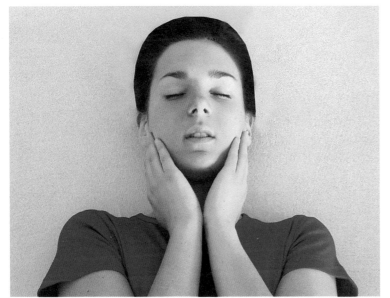

觸碰並且
放鬆下顎

不要干預自然的自我調節，而是透過溫柔、帶著邀請的觸碰來支持它的發生。

3. 在持續減壓的過程當中，有可能你手指的表面會慢慢地滑動，甚至出乎意料之外地緩緩朝著下巴的方向前去（就像你在第203頁右上照片看到的）。即便如此，繼續保持你和下顎骨頭的連結。

如果你的手指頭更進一步地朝著下巴的方向移動，那麼就把手放開。

看看你想不想重新把手指頭放上去，再重複一次這個釋放技巧，或是想要觀察一下到目前為止，放鬆的感覺如何。

練習 25 V字能量放射技巧

坐姿、躺姿、站姿　　　　　　　　每個位置 2 分鐘

威廉・嘉納・蘇澤蘭曾經
提過「引導潮汐」這個概念，
而V字能量放射技巧就是這一項
治療的元素，其焦點就在於引導
能量。這個技巧非常簡單，而且
通常效果十足。就能量的層面而
言，你可以在最初受到衝擊的時
候就施行這個技巧，不過，衝擊
所產生的影響，通常會繼續延燒
到生理結構的層面。「能量跟隨
著意向」這一陳述，與V字能量
放射技巧並無二致，在這個技巧
裡，意向能夠改變能量。

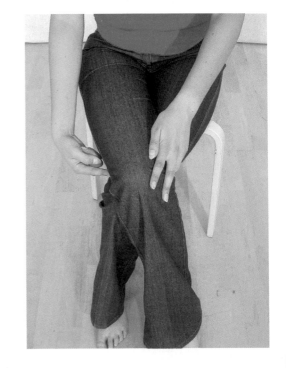

V字能量放射技巧能夠為那
些將壓力緊抓不放的組織，提供一種非常溫和的放鬆。它也能夠為那
些受到創傷的組織重新帶來和諧，比如你曾經撞傷過的地方。

上面這張照片示範了在膝蓋上進行這一項療癒。你可以在身上任
何地方使用V字能量放射技巧，尤其是在顱縫上頭。

◆應用篇◆ 第三階段

205

開始練習

1. 將一隻手的食指和中指擺成「V字」的形狀，並且將這兩根手指頭的表面放在需要平衡的組織上，這麼一來，這個組織就會被放在兩根手指頭中間（如第205頁照片所示）。另外一隻手的食指伸長，用指尖去碰觸「V字」的正對面。

2. 指向「V字」的食指，是用來進行能量導引的手指；而在「V字」中間的區域，則是組織的緊張將要釋放、離開的地方。透過導引能量的食指，你會把釋放以及放鬆的能量，傳送給「V字」區域。這一能量會沿著組織流向對面，並且開始釋放該組織以及「V字」周邊的緊張。

   這麼做的時候，也許你可以想像能量從食指往旁邊移動，再返回食指，然後再一次移動到受創的區域，而能量就在「V字」區域進行釋放。在這個區域之內以及周圍的組織，便能夠將自己重新整頓一番。

   當你使用這個技巧，偶爾閉上眼睛，從內在去觀察。當你注意到、也享受了放鬆的效果，就可以將V字能量放射技巧運用在其他地方，每個部位二至五分鐘。

   療癒過後，你有沒有感覺到任何不一樣呢？

致謝

我衷心地感謝所有在這個寫作計畫的過程中，支持我的人。我要特別感謝佩特拉·雷蒙斯（Petra Reinmuth），她陪伴我走過這個計畫的每個階段，並且在過去幾年來，稱職地陪著我到瑞士以及世界各地開課。我也要謝謝海尼·穆勒（Heini Muller）和尤阿西姆·里希坦伯格（Joachim Lichtenberg）給我的寶貴意見。

謝謝湯姆·施耐德（Tom Schneider）和阿雷基帕·科隆內洛（Anuschka Colonnello）為本書進行拍攝。也要謝謝克莉斯汀·馬德爾（Christine Mader）在史芬克斯學院（Sphinx Institute）積極地為我提供協助。

謝謝馬庫斯·夏（Marcus Sommer）先生，以及約翰尼斯·羅恩教授（Johannes Rohen），允許我使用彩色頭骨的圖解。尤其是要感謝羅恩醫師，他完美的解剖學著作，為我們揭示了功能性的、整體性的醫學途徑。

還要大大的感謝芬德霍恩（Findhorn）出版社，薩賓·威基（Sabine Weeke）以及琴·澤姆勞（Jean Semrau），和你們合作非常愉快。

謝謝你，彼得·李維（Peter Levine），以及瑞士「身體經驗創傷療法訓練II」（Somatic Experiencing Training II）的整個助理團隊。

我也要對所有曾經在頭薦骨療法這個領域，教導過我各種不同途徑的老師們，表達衷心的感謝，特別要感謝威廉·馬丁·艾倫醫生

（Dr. William Martin Allen）來到我們的機構進行教學，並且為這本書寫了推薦序。我還要謝謝布魯斯‧立頓（Bruce Lipton）、安東尼‧阿諾德（Anthony Arnold）、班傑明‧席爾德（Benjamin Shield）、亞普‧凡德瓦（Jaap van der Wal）、以及羅伯特‧施利普（Robert Schleip）。

當然，我也十分謝謝所有個案的案主、以及參與我頭薦骨訓練課程的學員，這一路走來，因為你們提供的許多機會，我才能夠繼續學習下去。

頭薦骨療法及其效用

　　頭薦骨療法發源自顱部整骨學（cranial osteopathy），在過去數十年，它被建立並且進一步發展成為一門獨立的療癒形式。現在有越來越多的物理治療師、按摩治療師、另類療法執行師、助產士，以及其他職業的工作者，擁有施行頭薦骨療法的技巧。其應用範圍相當廣泛，比如說，復健、病痛及老年照護，以及臨終關懷。這項療法也能在成長、轉化和再生的時期，支持嬰兒、孩童與成年人。頭薦骨療法主要的工作在療癒同名的系統，而不是症狀。它之所以有效，是因為藉由平衡頭薦骨系統，便能活化身體的自癒力，因此能夠減少或是消解身體的阻滯。就理想的狀況而言，除了進行自我療癒，你也可以試試看由專業頭薦骨執行師提供的頭薦骨療癒。

頭薦骨療法能夠幫助：

- 氣喘
- 呼吸問題
- 椎間盤突出
- 坐骨神經痛
- 高血壓
- 憂鬱症
- 倦怠症
- 荷爾蒙功能失調

- 聽力問題（如：耳鳴）
- 過動
- 頭痛、偏頭痛
- 專注力以及學習問題
- 動作以及感覺功能失調
- 睡眠障礙
- 肌肉痙攣
- 壓力

- 充血問題
- 齒顎問題（如：磨牙）
- 孕期問題（懷孕中以及產後）
- 意外、驚嚇後遺症

專業頭薦骨執行師的療癒程序如何進行？

個案穿著日常的服飾，躺在一張柔軟的按摩床上，然後在那裡可以放鬆地待上大約一個小時。根據頭薦骨執行師的經驗、療癒的目的、案主的反應，以及個案中每個人獨特的過程，療癒的程序可能會有所差異。執行師只是簡單地、輕柔地觸診，比如說，觸碰雙腳、薦骨、軀幹上面的結構、顱底，以及頭部（顱骨）。在頭部，執行師的觸碰相當輕柔，只會施予大約一至兩公克、最多五公克的微小壓力。

在頭薦骨的個案當中，頭薦骨韻律以及更加緩慢的身體律動，往往能夠更沒有拘束地顯現自己。在內部，我們中樞神經系統的覆蓋物——腦脊膜和脊髓，能夠從緊張、擠壓和變形當中被釋放出來。這個過程，有時會伴隨著記憶的湧現，舉例來說，跌倒、意外、或是其他的創傷事件。神經系統暫時被活化，而療癒師帶著信任的注意力，可以幫助釋放這樣的細胞記憶。療癒師針對這一點給予空間和時間，陪伴著個案並且提供資源。

藉著保持臨在，傾聽頭薦骨韻律，以及輕柔地觸碰不同的身體部位，執行師支持個案頭薦骨系統的和諧。頭薦骨執行師的主要任務在於觀察特定液體的水平，特別是腦脊髓液的流動。他們有著不同的療癒途徑：生物機械學派、功能學派或是生物動力學派。互動過程的監控以及交談技巧，也是程序裡重要的元素。

頭薦骨調理能夠幫助身體由外而內地釋放與放鬆。同時，身體的各種律動則是由內而外地改變整個身體。這些從身體的中心到周邊的活化和重組運動，也細微地幫助身體從中線往外釋放身體的阻礙。因此，一節個案的效果各有不同，但是都能夠促進身體的療癒。

專業的頭薦骨調理，能夠深入地幫助身體調和各個系統，同時能促進自體調節、自癒能力，強化免疫能力，因此能夠支持療癒以及日常保健。

頭薦骨的療癒原則

這項療癒具有放鬆和平衡的效果，且不只是在身體的層面上。在一次或是多次的頭薦骨調理當中，你會漸漸地經驗到某些片刻，在那裡，你會感覺到身體、心智、靈魂不再分開，而是一個整體。如果我們在深度放鬆的同時經驗到了，比如說，廣闊的空間感、海洋般的信任感、或是寧靜與福佑，那麼，我們將會更能夠在日常生活中與這些有用的資源建立連結。當我們信任這些感受、和它們建立交流，它們都是會自然發生的核心經驗。

在頭薦骨療癒的非結構性範疇中，在根本上為我們運作的是一種較高的自然療癒原則。也許正是頭薦骨療法裡溫和、非侵入性、非操作性的本質，它允許療癒與整體的自然驅力自行運作，並且在細胞的層面給予支持。「頭薦骨流動」和其他溫和的頭薦骨療癒形式，幾乎不會對身體結構造成侵入性的影響，或是從外部施加壓力。輕柔的碰觸會讓你在傾聽緩慢律動時，變得更容易，所以，透過觸診和溫和的釋放，有技巧的執行師可以從不受侷限的組織獲得訊息，同樣的，也

能從緊繃的、密實的或是受到阻滯的組織,接收到訊息。

　　身體和情緒的限制常常是互相關聯的。它們在頭薦骨調理當中被接受並且被察覺,而沒有被「打發走開」或是被強行克服。每一件事,即使是身體組織裡一個強烈的張力,也訴說著一些關於這個人的故事。頭薦骨執行師信任他們的直覺,就好像他們相信身體的訊息一樣;換句話說,他們相信每個個案身上都有一個「內在醫生」、「內在療癒師」,以及「內在薩滿」(inner shaman)。

　　每一個帶著正念和覺知的碰觸,都進一步地訓練我們去聆聽身體韻律之中療癒性的、不斷提升的動能。敏感的覺知會隨著每一次的療癒而變得更深刻,對於案主和執行師而言皆然。這樣的體驗不會有結束的一天,它可以更進一步地擴張,並將伴隨著頭薦骨執行師的一生。

英文名稱（拉丁文學名）	中文譯詞	解釋說明
amygdaloid body（*corpus amygdaloideum*）	杏仁體	大腦邊緣系統（limbic system）的一部分
anatomy	解剖學	身體結構的科學
anterior	前面的	向前的；朝著正面的
arachnoid granulations（*granulationes arachnoideales*）	蛛網膜顆粒	蛛網膜的小突起，從硬腦脊膜穿過靜脈竇，將腦脊髓液傳送到靜脈竇（所以它可以進入血液當中）
arachnoid mater〔*arachnoidea (mater)*〕	蛛網膜	在硬腦脊膜和軟腦脊膜之間呈現蜘蛛網狀的腦脊膜
atlanto-occipital joint	寰枕關節	第一節頸椎和枕骨的連接處
atlas bone	第一節頸椎	第一節頸椎
autonomic nervous system	自主神經系統	神經系統的一部分，不受意志和意識影響，由神經和神經節細胞（ganglion cells）構成
bregma	前囟	矢狀縫和冠狀縫的交會點
caudal	近尾部的	向下的；朝著雙腳的（和顱骨相對的）
cell memory	細胞記憶	儲存在身體細胞裡關於經驗的記憶
cerebrospinal fluid（*liquor cerebrospinalis*）	腦脊髓液	大腦和脊髓的液體
cervical vertebrae	頸椎	位於頸部的脊椎；共有七節C1-7
chewing muscles	咀嚼肌	咀嚼肌 *m. masseter*；翼內肌 *m. pterygoideus*；顳肌 *m. temporalis*
choroid plexus（*plexus choroideus*）	脈絡叢	腦室裡的房式結（arterial node），會分泌新鮮的腦脊髓液
coccyx（*os coccygis*）	尾骨	尾椎骨

英文名稱（拉丁文學名）	中文譯詞	解釋說明
connective tissue	結締組織	分開、連結、分配、覆蓋、以及保護的組織；它可能結實、有彈性，也可能是鬆弛的
contraindication	禁忌徵候	不能使用某個療法，或是診斷／治療程序的徵兆或是理由
coronal suture (*sutura coronalis*)	冠狀縫	它連結了額骨和頂骨
coronoid process (*processus coronoideus*)	冠狀突	下顎的一部分
cranial	顱骨的	頭部的、朝向頭部的（和尾部的相反）
cranial dura mater (*dura mater cranialis*)	硬腦脊膜	覆蓋腦部及顱內的堅固結締組織
craniosacral rhythm	頭薦骨韻律	每分鐘六至十二次循環
cranium	顱骨	頭蓋骨
decompression	減壓	解除壓力
diametric	直徑的、相反的	和直徑有關的
diaphragm (*diaphragma thora coabdominale*)	橫膈膜	主要的呼吸肌肉；分開／連結胸部和腹部
drain	排出（液體）	排出累積的液體
dysfunction	功能障礙	功能失常、失調
endocrine system	內分泌系統	腺體系統（glandular system）
ethmoid bone (*os ethmoidale*)	篩骨	在雙眼、眼球之間篩狀的骨頭，形成了鼻子上半部內面的上緣
extension	擴張	收縮的相反（見第115至116頁的敘述）；伸展
facial bones (*viscerocranium*)	顏面骨	臉上的骨頭
falx cerebella	小腦鐮	硬腦脊膜的鐮狀部分，分開了大腦的兩個半球，並且連結了小腦天幕和枕骨大孔

英文名稱（拉丁文學名）	中文譯詞	解釋說明
falx cerebri	大腦鐮	硬腦脊膜的鐮狀部分，將新皮質（neocortex）分成兩個部分，並且連結了頭骨的前後兩邊
flexion	收縮	和擴張相反（見第115至116頁的敘述）；彎曲
foramen magnum	枕骨大孔	位於枕骨的開口，可以讓延髓通過；是顱底最大的開口
frontal bone（*os frontale*）	額骨	形成額頭與眼眶上半部的骨頭
frontonasal suture（*sutura frontonasalis*）	額鼻縫	額骨和鼻骨之間的骨縫
fulcrum	支點	某物繞著旋轉或是以之為軸心的點
hyoid bone（*os hyoideum*）	舌骨	其作用在於支持舌頭的肌肉
hypophysis	腦下垂體	位於蝶骨之上的腦垂腺
iliac bone（*crista iliaca*）	髂骨	三塊髖骨或髂骨其中的一塊
iliosacral joint	薦髂關節	連結薦骨和髂骨的關節
indication	徵候	實施某個特定的診斷或治療程序的理由
intraorally	口內	在嘴巴內部的
ischium（*os ischii*）	坐骨	身體坐著休息時所使用的兩塊骨頭
lateral	橫向的	一邊的；側邊的；靠邊的
ligament	韌帶	將兩塊骨頭或是構造連結在一起、或是將器官定位的一束組織
long-tide	長潮	每一百秒鐘一次循環的潮汐律動
lumbar spine	腰椎	位於下背部的五節腰椎
lumbosacral joint	腰骶關節	L5／S1；最底部的腰椎與薦骨的連結處
major (greater) trochanter	大轉子	靠近股骨（femur，大腿骨）末端的骨頭突起
mandible	下頜骨	下面的頜骨；下顎骨
mastoid process（*processus mastoideus*）	乳突	位於耳朵後方以及下方顳骨的骨狀突起

英文名稱（拉丁文學名）	中文譯詞	解釋說明
maxillary bone（os maxillare）	上頜骨	上顎
medial	中央的	朝向中間的
meninges	腦脊膜	覆蓋著大腦和脊椎神經的薄膜
mid-tide	中潮	每分鐘兩至三次循環的潮汐律動
mobility	動能	總的彈性；復位的能力
motility	自動力	內在個別的彈性；內在的運動；順暢移動的能力
motor neuron	運動神經元	傳導肌肉衝動的神經細胞
nasal bone（os nasale）	鼻骨	形成鼻梁的骨頭
occipital bone（os occipitale）	枕骨	後腦杓
occipital condyle（condylus occipitalis）	枕骨髁	寰枕關節中屬於顱骨的部分；在頭骨後方與第一節頸椎連結在一起的突出部分
occlusion	囓合	牙齒在咬東西時合在一起的方式
OIR	外內旋	外一內旋，就像是收縮／擴張一樣
palatine bone（os palatinum）	腭骨	在口腔頂部的骨頭
palpate	觸診	用手去摸，感覺（透過觸碰和感覺來感知與區別）
parietal bone（os parietale）	頂骨	覆蓋頭頂的骨頭
pathological	病理學的	生病的；意味著疾病或是病理狀況
peristalsis	蠕動	腸胃在進行消化時的運動和聲音
petrous bone（pars petrosus）	岩骨	顱骨的一部分
pia mater	軟腦脊膜	腦脊膜直接和大腦以及脊椎神經相連的柔軟部分
pineal gland（corpus pineale）	松果腺	腦上體／骨骺（epiphysis）
posterior	後面的	後面的，朝向後方的
PRM	原生呼吸	原生呼吸機制（primary respiratory mechanism）
receptors	受體／受器／感受器	接收特定刺激的神經細胞
rectus abdominis muscle（musculus rectus abdominis）	腹直肌	連結恥骨和胸骨的主要腹部肌肉

英文名稱（拉丁文學名）	中文譯詞	解釋說明
regulation	調節	透過許多的控制手段（比如，荷爾蒙或神經），來安排一個活的有機體的內臟系統；藉由保持生理的平衡狀態，自動調節一個生命去適應變動的環境狀況
resorb	再吸收	攝取（比如，將分解的物質攝取進入血液當中）；重新吸收
rhythm	韻律	結構平均的運動；周期性的變化；自然過程中規律的重複
sacrum（os sacrum）	薦骨	位於下背部由五節脊椎構成的骨頭
sagittal suture（sutura sagittalis）	矢狀縫	兩塊頂骨在頭頂的匯合點
scope, spectrum	範圍、幅度	（頭薦骨韻律的）振幅
self-palpation	自我觸診	用你的手指頭或雙手去感覺／感受你的身體
solar plexus	太陽神經叢	位於上腹部的自主神經叢
sphenoid bone（os sphenoidale）	蝶骨	位於顱骨底部、眼睛後方
spinal dura mater（dura mater spinalis）	硬脊膜	脊髓硬膜管，環繞著脊椎的薄膜
spine（columna vertebralis）	脊椎	脊柱
squamous suture（sutura squamosa）	鱗縫	這個顱縫交會處的邊緣，呈現鱗狀，並且互相交錯
statics	靜力狀態	身體處於休息或是平靜狀態；自然的平衡狀態
sternum	胸骨	胸部的骨頭
stillpoint	靜止點	頭薦骨韻律或是緩慢韻律當中，療癒性的暫停片刻
sutures	顱縫	骨頭和骨頭之間形狀不同的縫隙或是連結處
symptom	症狀	特定疾病的徵兆；屬於某個特定疾病模式的病理學變化特徵

英文名稱（拉丁文學名）	中文譯詞	解釋說明
temporal bone（*os temporal*）	顳骨	形成頭骨側面底部的一對骨頭
temporal muscle（*musculus temporalis*）	顳肌	這一肌肉的主要作用在於將下顎提起和閉上
thalamus	丘腦／視丘	間腦（diencephalon）的一部分；內在和外在刺激的收集和交換點；意識的閘門
therapeutic pulse	療癒脈動	當組織釋放緊張時，身體產生的能量跡象
thoracic inlet（*apertura thoracica*）	胸廓入口	胸腔上方的開口
thoracic vertebrae 1-12	胸椎第一至第十二節	和兩側肋骨連結的十二節胸椎
thymus gland	胸腺	在心臟上方、胸骨後方的腺體；淋巴系統的主要器官；它會製造對於免疫而言相當重要的T淋巴細胞（T-lymphocytes）
tonus	（肌肉）強直性	肌肉組織裡微微的緊繃（部分收縮）狀況
vagus nerve（*nervus vagus*）	迷走神經	第十對腦神經（cranial nerve X）；副交感神經系統裡最長的一條神經
venous sinus（*sinus venosus*）	靜脈竇	顱內的一個大空腔；腦脊髓液流經蛛網膜，進入靜脈竇，再由此進入血管／血液
visceral	內臟的	內部器官或是臟器
visualize	視覺化	用視覺的方式來想像某個東西
vomer（*os vomer*）	犁骨	犁狀的骨頭，鼻內隔膜的一部分
V-spread technique	V字能量放射技巧	引導能量的技巧
zygomatic bone（*os zygomaticum*）	顴骨	臉頰的骨頭

頭薦骨療法相關輔助資源

參考書目

Agustoni, Daniel. *Craniosacral Rhythm: A Practical Guide to a Gentle Form of Bodywork Therapy.* Edinburgh: Churchill Livingstone/Elsevier, 2008.

Arnold, Anthony P. *Rhythm and Touch: The Fundamentals of Craniosacral Therapy.* Berkeley, CA: North Atlantic Books, 2009.

Becker, Rollin E. *The Stillness of Life.* Portland, OR: Stillness Press, 2000.

Chaitow, Leon. *Palpation and Assessment Skills.* Edinburgh: Churchill Livingstone, 2009.

Heller, Diane Poole, and Laurence S. Heller. *Crash Course: A Self-Healing Guide to Auto Accident Trauma and Recovery.* Berkeley, CA: North Atlantic Books, 2001.

Kern, Michael. *Wisdom in the Body.* London: Thorsons, 2005.

Levine, Peter A. 《創傷療癒》（*Healing Trauma*）。生命潛能，2011。

Levine, Peter A., and Ann Frederick. 《喚醒老虎：啓動自我療癒本能》（*Waking The Tiger: Healing Trauma*）。奧修生命，2013。

Liem, Torsten. *Craniosacral Osteopathy: Principles and Practice.* Edinburgh: Churchill Livingstone, 2005.

Lipton, Bruce. *The Biology of Belief: Unleashing the Power of Consciousness, Matter, and Miracles.* Carlsbad, CA: Hay House, 2008.

Lipton, Bruce H., and Steve Bhaerman. *Spontaneous Evolution: Our Positive Future and a Way to Get There from Here.* Carlsbad, CA: Hay House, 2010.

Oschman, James. *Energy Medicine: The Scientific Basis.* Edinburgh: Churchill Livingstone, 2000.

Pert, Candace B. *Molecules of Emotion: Why You Feel the Way You Feel*. New York: Pocket Books, 1999.

Ridley, Charles. *Stillness: Biodynamic Cranial Practice and the Evolution of Consciousness*. Berkeley, CA: North Atlantic Books, 2006.

Shea, Michael J. *Biodynamic Craniosacral Therapy, Volume One*. Berkeley, CA: North Atlantic Books, 2007.

Sutherland, William G. *Teachings in the Science of Osteopathy*. Yakima, WA: Sutherland Cranial Teaching Foundation, 1990.

Upledger, John E. *Somato Emotional Release: Deciphering the Language of Life*. Berkeley, CA: North Atlantic Books, 2002.

Your Inner Physician and You. Berkeley, CA: North Atlantic Books, 1997.

Upledger, John E. and Jon D. Vredevoogd. *Craniosacral Therapy*. Seattle, WA: Eastland Press, 1983.

推薦輔助音樂

Deuter, Chaitanya H.《地球藍調》(*Earth Blue*)，新地球唱片 (New Earth Records)。

《靈氣：光之手》(*Reiki: Hands of Light*)，新地球唱片。

《寂靜之海》(*Sea and Silence*)，新地球唱片。

《風與山》(*Wind & Mountain*)，新地球唱片。

Kamal.《靈氣：鯨之歌》(*Reiki Whale Song*)，新地球唱片。

Naegele, David.《森林裡的寺廟》(*Temple in the Forest*)，新世界唱片 (New World)。

Wiese, Klaus, Ted de Jong, and Mathias Grassow.《el-Hadra 神祕之舞》(*the Mystick Dance*). Edition AK, Silenzio Music。

請你跟我這樣做！
綜合性運用的三套範例

第一階段、第二階段和第三階段的綜合技巧：
三個範例

範例一

步驟　1　搖晃身體，第49頁

步驟　2　按摩咀嚼肌，第63頁

步驟　3　觀察呼吸，以及「循環呼吸」練習，第73至76頁

步驟　4　與力量來源建立連結，第77頁

步驟　5　整體式的身體覺知，第102頁

步驟　6　傾聽頭薦骨韻律，第110頁

步驟　7　覺察並且分辨身體的韻律，第105頁

步驟　8　滑動筋膜來放鬆結締組織，第160頁

步驟　9　放鬆顱縫（一至兩個位置），第169頁

步驟10　在枕骨誘發靜止點，第147頁

步驟11　以溫和的拉耳朵技巧放鬆顱骨，第185頁

步驟12　觸碰並且放鬆薦骨和枕骨，第136頁

步驟13　感覺薦骨、脊椎與枕骨的連結，第82頁

步驟14　感覺身體的下半部，第80頁

範例二

步驟　1　拍拍肌肉，第50頁

步驟　2　伸展身體，第52頁

步驟　3　放鬆肋弓，第58頁

步驟　4　按摩腹部，第60頁

步驟　5　按摩咀嚼肌，第63頁

步驟　6　與力量來源建立連結，第77頁

步驟　7　感覺身體的下半部，第80頁

步驟　8　感覺胸腔和肩頸部位，第84頁

步驟　9　整體式的身體覺知，第102頁

步驟10　傾聽頭薦骨韻律，第110頁

步驟11　覺察並且分辨身體的韻律，第105頁

步驟12　在骨盆誘發靜止點，第144頁

步驟13　放鬆結締組織，第149頁

步驟14　以溫和的拉耳朵技巧放鬆顳骨，第185頁

步驟15　感覺薦骨、脊椎與枕骨的連結，第82頁

步驟16　感覺身體的下半部，第80頁

範例三

步驟　1　輕拍胸腺，第54頁

步驟　2　按摩頭皮，第68頁

步驟　3　按摩耳朵，第70頁

步驟　4　與力量來源建立連結，第77頁

步驟　5　感覺薦骨、脊椎與枕骨的連結，第82頁

步驟　6　感覺身體的個別部位，第86頁

步驟　7　整體式的身體覺知，第102頁

步驟　8　傾聽頭薦骨韻律，第110頁

步驟　9　放鬆結締組織，第149頁

步驟10　感覺並且放鬆顏面骨，第191頁

步驟11　放鬆顱縫，第169頁

步驟12　以溫和的拉耳朵技巧放鬆顳骨，第185頁

步驟13　放鬆薦骨，第125頁

步驟14　在骨盆誘發靜止點，第144頁

步驟15　觀察呼吸，第73頁

步驟16　感覺身體的下半部，第80頁

國家圖書館出版品預行編目（CIP）資料

頭薦骨療法：頭薦骨放鬆了，身體就回到健康的初始設定／丹
尼爾‧阿古斯托尼（Daniel Agustoni）著；張佳棻譯. -- 二版.
-- 新北市：橡實文化出版：大雁出版基地發行, 2024.10
面；　公分
譯自：Harmonizing your craniosacral system : self-treatments
for improving your health
ISBN 978-626-7441-81-7（平裝）

1.CST: 骨療法 2.CST: 自然療法

418.995　　　　　　　　　　　　　　　113012157

BH0026R

頭薦骨療法：
頭薦骨放鬆了，身體就回到健康的初始設定

Harmonizing Your Craniosacral System: Self-Treatments for Improving Your Health

本書作者不具執業醫師資格，本書的練習是專門為了促進健康和放鬆而設計，所有的練習都以一種非常
溫和的方式進行。頭薦骨的自我療癒可以支持頭薦骨執行師的綜合療法，但不意味這些療法可以取代正
統醫學，或是替代醫學的診斷和療程。如果您對健康狀況有所疑慮，請諮詢專業醫師的協助。

作　　者　丹尼爾‧阿古斯托尼（Daniel Agustoni）
譯　　者　張佳棻
責任編輯　田哲榮
協力編輯　劉芸蓁
封面設計　黃聖文
內頁構成　歐陽碧智
校　　對　蔡函廷

發 行 人　蘇拾平
總 編 輯　于芝峰
副總編輯　田哲榮
業務發行　王綬晨、邱紹溢、劉文雅
行銷企劃　陳詩婷
出　　版　橡實文化 ACORN Publishing
　　　　　地址：231030 新北市新店區北新路三段207-3號5樓
　　　　　電話：02-8913-1005　傳眞：02-8913-1056
　　　　　網址：www.acornbooks.com.tw
　　　　　E-mail信箱：acorn@andbooks.com.tw
發　　行　大雁出版基地
　　　　　地址：231030 新北市新店區北新路三段207-3號5樓
　　　　　電話：02-8913-1005　傳眞：02-8913-1056
　　　　　讀者服務信箱：andbooks@andbooks.com.tw
　　　　　劃撥帳號：19983379　戶名：大雁文化事業股份有限公司

印　　刷　中原造像股份有限公司
二版一刷　2024年10月

定　　價　420元
Ｉ Ｓ Ｂ Ｎ　978-626-7441-81-7

Harmonizing Your Craniosacral System: Self-Treatments for Improving Your Health
Copyright © Daniel Agustoni, 2003
English translation © findhorn Press, 2008
Originally published in German by Kösel Verlag GmbH & Co., Germany, 2004

Photos:
All exercises and models of the cranium by Tom Schneider; Graphics by Michael Hartmann and Susanne
Noller-all © Sphinx-Craniosacral-Institut Basel, Switzerland
Models of the cranium pp.11 and 103 © SOMSO